D1653226

mesana Naturheilpraxis GmbH
Ruth Messmer
Badstrasse 31
CH-9410 Heiden
Tel. 071 890 05 13 / www.mesana.ch

Angelika Francia Dlouhy / Ralf Hofmann

Unser Blut
Spiegelbild des Lebens

Ein Bilderbuch

Vom Mikrokosmos unserer Zellen
zur ganzheitlichen Gesundheit

Argo-Verlag
Ingrid Schlotterbeck
Sternstraße 3, D-87616 Marktoberdorf
Telefon: 0 83 49/92 04 40
Fax: 0 83 49/92 04 449
email: mail@magazin2000plus.de
Internet: www.magazin2000plus.de

Alle Rechte vorbehalten. Kein Teil des Werkes darf in irgendeiner
Form (Druck, Fotokopie, Mikrofilm, oder in einem anderen Verfahren)
ohne schriftliche Genehmigung des Verlages reproduziert
oder unter Verwendung elektronischer Systeme verarbeitet,
vervielfältigt oder verbreitet werden.

1. Auflage 2010
Satz, Layout, grafische Gestaltung: Argo-Verlag
Umschlaggestaltung: Argo-Verlag

ISBN: 978-3-941800-06-9
Copyright © Argo 2010

Gedruckt in Deutschland auf chlor- und säurefreiem Papier.

Angelika Francia Dlouhy / Ralf Hofmann

Unser Blut Spiegelbild des Lebens

Ein Bilderbuch

Vom Mikrokosmos unserer Zellen
zur ganzheitlichen Gesundheit

Hinweis:
„Die in diesem Buch beschriebenen Heilansätze und -methoden ersetzen nicht die Diagnose und Behandlung beim Arzt oder Heilpraktiker."

Inhalt

Vorwort der Autoren.. 6
Vorwort von Ekkehard Sirian Scheller................................ 8
Dunkelfeldmikroskopie was ist das?................................... 10

Teil A - Harmonie im Blut.. 11
Gesundes Blut... 11
Symbionten... 16
Die Blutuntersuchung bis zum Zerfall der Zellen............... 21

Teil B - Wege aus der Harmonie..................................... 27
Der Säure – Basen - Haushalt... 27
Die Lehre Enderleins... 32
Pathologische Belastungen... 45
Umweltbelastungen... 89

Teil C - Wege zur Harmonie... 96
Sanierung des Körpermilieus.. 97
Umwelteinflüsse harmonisieren... 104
Bewegung, Körpertherapie, Wellness................................. 106
Selbstbewusste Lebensgestaltung.. 108

Anhang.. 114
Radionik.. 114
Mikroskoptechnik (Hr. Fischer, Fa. MST).......................... 116

Vorwort der Autoren

Unser Blut spiegelt unser Leben. Hier erhalten wir Hinweise über das persönliche Befinden sowie beinflussende Umweltfaktoren. In der einzelnen Zelle zeigt sich das Wohlbefinden des gesamten „Organismus Mensch".

Mit diesem Buch geben wir Ihnen einen Einblick in diesen fantastischen Mikrokosmos und zeigen Ihnen anschaulich, wie sich ein gesundes von einem belasteten Blutmilieu unterscheidet.

In der täglichen Praxis am Dunkelfeldmikroskop erfahren wir, dass unsere Patienten auch ohne spezielle Detailkenntnisse die Vitalität ihres Blutes, dieses „besonderen Saftes", erkennen können. Der Blick in das eigene Innere fördert das „sich selbst verstehen" und gibt Hilfestellung aus dem Unwohlsein heraus ins Heilwerden.

Wir arbeiten gemeinsam mit unseren Kollegen im Heilzentrum Scheller in Neubeuern mit dem Schwerpunkt Dunkelfeldmikroskopie. Der Gründer des Heilzentrums, Ekkehard Sirian Scheller entdeckte in den 90er Jahren Hinweise auf camouflierte (getarnte) Pilz- und Parasitenbelastungen im Blut und entwickelte hierfür eine spezielle Therapie. Diese ist in seinem Buch „Candidalismus"* nachzulesen.

In unserer Praxis wird das Blut vom Tag der Abnahme bis zum kompletten Zerfall untersucht. Diese „Lebensdauer" des abgenommenen Blutes kann sich von wenigen Tagen bis zu einigen Wochen erstrecken. Dabei ist ein durchschnittliches Präparat

---

*(Anmerkung: E. Sirian Scheller, Candidalismus, EU Umweltakademie GmbH, Abt. Verlag Rosenheim)

(der Objektträger mit dem Blutstropfen) ca. 4 Tage aktiv. Innerhalb dieses Zeitraumes können wir die Entwicklung der einzelnen Blutbestandteile und insbesondere der pathologischen Wuchsformen, welche die Blutkörperchen verlassen und sich im Blutserum aufhalten, bewerten. Hieraus ergeben sich genaue diagnostische Erkenntnisse hinsichtlich des Immunsystems und der Belastungen der roten Blutkörperchen (Erythrozyten). Ebenso können wir Rückschlüsse auf den Säure-Basen-Haushalt des gesamten Organismus ziehen.

Hierin unterscheidet sich unsere Arbeitsweise vom Vorgehen vieler anderer Dunkelfeldtherapeuten. In der Regel wird lediglich direkt nach der Abnahme untersucht, in einigen Fällen noch über einen Tag und das Präparat dann entsorgt.

Die Bilder mögen Sie animieren, die Harmonie eines gesunden Blutmilieus zu erlangen.

Angelika Francia Dlouhy und Ralf Hofmann

Vorwort von Ekkehard Sirian Scheller

Die Dunkelfeldmikroskopie eines Tropfen Blutes gibt uns den einzigartigen Einblick in den Mikrokosmos Mensch.

Dieses Buch baut auf den Erkenntnissen der Forschung von Professor Dr. Günther Enderlein (1872 – 1968) auf. Durch diesen genialen Forscher sind die Symbionten als aufbauende Lebenskeime unseres gesamten Organismus und ihrer parasitären Entwicklungsstadien bekannt geworden. Sie werden auch als Endobionten bezeichnet. Die Bedingung zu einer parasitären Entwicklung, die bis zur Schimmelpilzentwicklung gehen kann, ist immer eine Milieuveränderung in unserem Blut; egal aus welcher Ebene diese Veränderung entstanden ist.

Dieses hier entstandene Bilderbuch gibt dem Leser Einblick in die Praxis der Dunkelfeldmikroskopie und führt auch als Leitfaden zu einem leichten Erkennen unserer vielschichtigen Innenwelt.

Ganz besonders liegt mir am Herzen, die Sichtweise über die Symbionten um ein Wesentliches zu erweitern. Ich sehe diese kleinsten Lebensformen als Informationsträger unseres gesamten individuell geprägten Seins. Sie sind die materielle Form des Pranas, der universellen Lebensenergie. Dieses Wissen setzt voraus, dass jede Information „Nahrung" ist, die diese Symbionten programmiert. Da ein Symbiont neutral ist, wird er durch Gedanken, Gefühle und Emotionen, das heißt durch jeglichen Lebensausdruck geprägt. Hieraus geht hervor wie wesentlich die Lebensausrichtung ist, denn alles unterliegt dem Resonanzprinzip. Betrachten wir die Symbionten in ihrer feinstofflichen Anatomie, dann kommen wir zu folgendem Ergebnis:

Symbiont = verdichtete materielle Form; Biophotonen = halbmaterielle Vorstufe; Lichtteilchen = Aufbau unseres Lichtkörpers. Dieser permanent fließende Übergang findet in jedem Moment unseres Lebens statt.

Meine Kollegen Ralf Hofmann und Angelika Francia Dlouhy stellen in diesem Buch dieses in den letzten Jahren entstandene Bildmaterial aus unserem Heilzentrum für die neue Sichtweise der Dunkelfeldmikroskopie zusammen. Durch Ihr Engagement ist ein bereicherndes Bilderlehrbuch zu den oftmals sehr schwer lesbaren Blutbildern entstanden. Wir freuen uns, Ihnen dieses schöne Bildmaterial zu Verfügung stellen zu können.

In Achtung und Dankbarkeit

Ekkehard Sirian Scheller

Dunkelfeldmikroskopie was ist das?

Die Untersuchung des Blutes im Dunkelfeldmikroskop bietet die Möglichkeit, alle Zellen und kleinste Teilchen wie Eiweiße, Ablagerungen, Bakterien und weitere parasitäre Formen, die sich im Blut aufhalten zu sichten und qualitativ zu bewerten. Das ist mit Hilfe der Dunkelfeldmikroskopie ohne Färbungen oder Zusatz anderer Stoffe möglich.

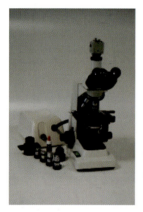

Der Dunkelfeldkondensor beleuchtet das Präparat, d.h. in dem Fall den Blutstropfen, indirekt von der Seite, so dass die Zellmembranen sichtbar werden. Der Hintergrund ist schwarz, die einzelnen Zellen leuchten weiß, Ablagerungen wie bspw. von Schwermetallen erscheinen in leuchtenden Farben. Wir schauen in unseren eigenen kleinen Kosmos, in unser inneres Milieu, unseren Nährboden für Gesundheit oder auch Krankheit.

Unterschied Hellfeld - Dunkelfeld

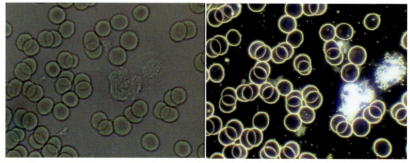

Die beiden Bilder zeigen den gleichen Bildausschnitt, das Dunkelfeldbild ist nur einige Sekunden später aufgenommen.

---

*Mehr über die Mikroskoptechnik lesen Sie im Anhang ab Seite 113

Teil A - Harmonie im Blut

Gesundes Blut

In einem gesunden Blutmilieu sind im Dunkelfeld die einzelnen Zellen sowie die Bestandteile des Blutes klar auf schwarzem Hintergrund zu erkennen. Es zeichnet sich durch runde, bewegliche rote Blutkörperchen, runde weiße Blutkörperchen und Symbionten geringer Größe aus, die sich durch das Bild bewegen. Hier sehen wir die Harmonie des Organismus gespiegelt.

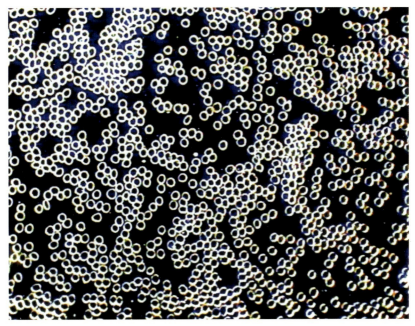

Dieses Bild zeigt einen Ausschnitt eines Blutstropfens in einer 100-fachen Vergrößerung direkt nach der Blutabnahme. Die roten Blutzellen sind gleichmäßig verteilt, es sind keine Fremdbestandteile zu erkennen.

Vergrößerung: Objektiv 100-fach x 1/3 Zoll Kamera

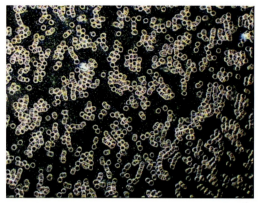

Auch hier kann man noch von einer Normalverteilung sprechen, obwohl einzelne rote Blutzellen aneinanderhängen. Das Bild erscheint „grauer" durch die hohe Anzahl an Symbionten. Das Bild entstand ebenfalls direkt nach der Blutabnahme.

Vergrößerung: Objektiv 100-fach x 1/3 Zoll Kamera

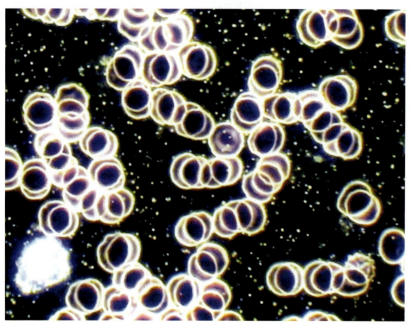

Der gleiche Blutstropfen. Diese Vergrößerung erlaubt schon einen etwas genaueren Blick. Hier sind die Symbionten als kleine Pünktchen gut zu erkennen. Die weiße Blutzelle (Leukozyt) im linken unteren Bereich des Bildes ist annähernd rund geformt.

Vergrößerung: Objektiv 400-fach x 1/3 Zoll Kamera

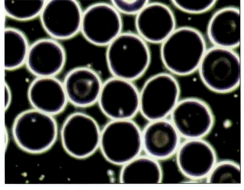

Erythrozyten direkt nach der Blutabnahme, sie zeigen eine stabile Membran und sind gut geformt. Symbionten sind in ausreichender Anzahl vorhanden.

Vergrößerung: Objektiv 1000-fach x 1/3 Zoll Kamera

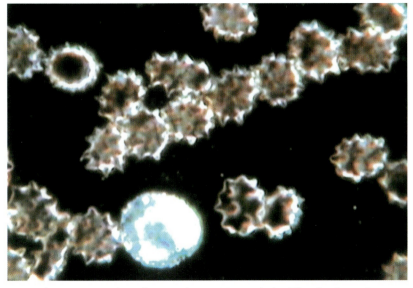

Hier sehen Sie rote Blutzellen am dritten Tag nach der Blutabnahme. Die Zackenform der Erythrozyten zeigt die langsame Eintrocknung, den Zerfall der Zellen an. Die stark leuchtende Zelle ist ein Leukozyt.

Vergrößerung: Objektiv 1000-fach x 1/3 Zoll Kamera

Leukozyten und Lymphozyten sind genau wie Erythrozyten am Tag der Blutabnahme annähernd rund, feinkörnig und beweglich unter dem Mikroskop zu erkennen. Sie sind von der Umgebung deutlich abgegrenzt.

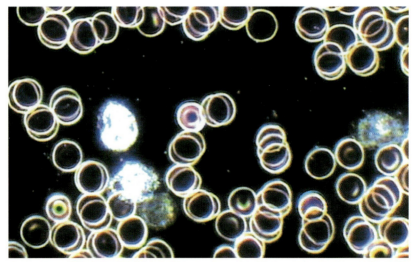

Leukozyten, die beiden stark leuchtenden Zellen und rechts ein weiterer Leukozyt. Ein Lymphozyt (grau, rund, unter den beiden Leukozyten) im gesunden Blutmilieu am Tag der Blutabnahme.

Vergrößerung: Objektiv 400-fach x 1/3 Zoll Kamera

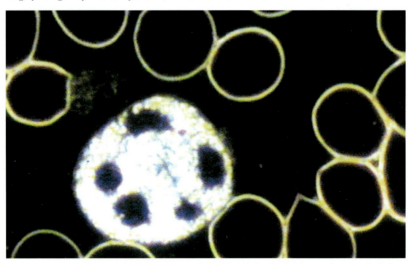

Leukozyt am Tag der Blutabnahme. Es ist deutlich die Körnung, sog. Granula, in der Zelle erkennen. Die dunklen Stellen innerhalb der Membran sind die Zellkerne.

Vergrößerung: Objektiv 1000-fach x 1/3 Zoll Kamera

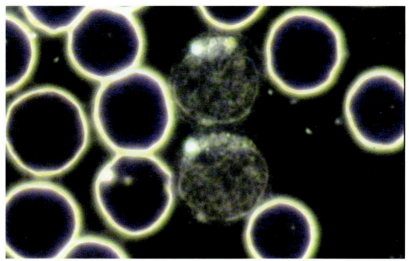

Direkt nach der Blutabnahme, 2 Lymphozyten in der Bildmitte. Typisch für Lymphozyten ist die gräuliche feinfasrige Zellstruktur und der „fransige" Rand.

Vergrößerung: Objektiv 1000-fach x 1/3 Zoll Kamera

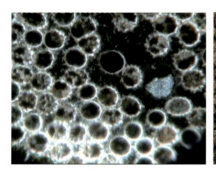
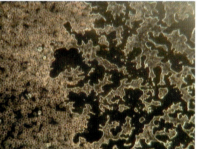

Am 3. Tag nach der Blutabnahme. In der Mitte rechts ein Leukozyt. Die gedrängt liegenden roten Blutzellen zeigen die für den dritten Tag typische Zackenbildung. Deutliche Symbiontenentwicklung zwischen den Zellen, besonders in der unteren Bildhälfte.

Vergrößerung: Objektiv 1000-fach x 1/3 Zoll Kamera

Hier sehen wir einen Blutstropfen, am 4. Tag nach der Blutabnahme. Vom Rand des Objektträgers (rechts) her zerfallen die Blutzellen langsam. Ein ganz normaler Eintrocknungsprozess.

Vergrößerung: Objektiv 100-fach x 1/3 Zoll Kamera

Symbionten

Wie Sie schon im Vorwort von Ekkehard Sirian Scheller lesen konnten, legen wir in der Untersuchung ein besonderes Augenmerk auf die Entwicklung der Symbionten.

Was sind Symbionten?

Symbionten, auch Endobionten oder Symprotite genannt, sind Keime des Lebens. Sie erreichen eine Größe von bis zu 1μm = 0,000001 m oder Ein-Tausendstel Millimeter. Es sind wissenschaftlich betrachtet zwei oder dreidimensionale Anordnungen von Protiten. Protite wiederum sind unbewegliche pflanzliche Eiweißpartikel (Durchmesser 0,01μ) und nach Prof. Dr. Enderlein sind diese die Urbausteine des Lebens.

Beim Menschen können schon im männlichen Samen und der weiblichen Eizelle zwei Arten von Symbionten nachgewiesen werden. Diese sind Symbionten des Mucor racemosus und des Aspergillus niger. In jahrtausende alten Mumien wurden sie nachgewiesen. Sie begleiten uns schon vor der Geburt bis über den Tod hinaus. Sie bauen unseren Körper auf und zersetzen ihn wieder.

Im Dunkelfeldmikroskop werden sie als kleine, sich frei bewegende, leuchtende Pünktchen wahrgenommen.

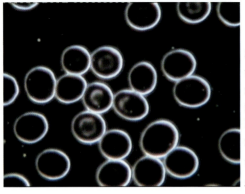

Symbionten, die kleinen weißen Pünktchen, hier zwischen und auch über den roten Blutzellen zu sehen. Direkt nach der Blutabnahme.

Vergrößerung: Objektiv 1000-fach x 1/3 Zoll Kamera

Welche Bedeutung haben Symbionten?

Die Bezeichnung Symbiont gibt schon einen Hinweis auf Symbiose. Symbionten sind ein Teil von uns Menschen, wir leben mit ihnen. Unser Milieu beeinflusst die Symbionten.

Sie erhalten Informationen aus dem Umfeld, auf die sie reagieren, z.B. Eiweiße, Kohlenhydrate und Fette aus der Nahrung, aber auch aus dem Energiefeld unserer Umwelt sowie aus Gedanken und Gefühlen, die wir hegen.

Die Symbionten wiederum beeinflussen den Menschen indem sie Informationen an Körperzellen abgeben und dadurch das Körpermilieu verändern.

Symbionten sind Informationsträger

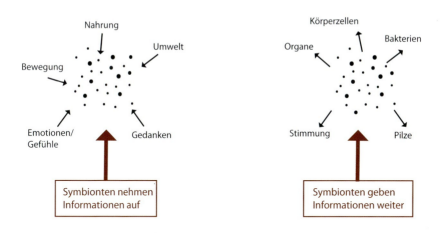

Durch diesen wechselseitigen Einfluss erfolgt eine Wandlung der Symbionten, immer in Abhängigkeit zum Milieu.

Es ist zu jedem Zeitpunkt eine Verbesserung des Milieus und somit eine Entwicklung der Symbionten zu unseren Gunsten möglich!

Beispiele:

Die Entwicklung der Symbiontentätigkeit im gesunden Blut, könnte von der Blutabnahme bis zum vollständigen Zerfall wie folgt aussehen:

- Direkt nach der Blutabnahme können einige Symbionten, mit harmonischer Eigenschwingung, gleichmäßig im Blut verteilt beobachtet werden. In den nächsten Tagen sollten sie sich etwas vermehren. Sie versuchen nun dem Zerfall entgegenzuwirken. Meist ab dem vierten oder fünften Tag werden sie weniger, unbeweglicher bis zum kompletten physiologischen Zerfall des Präparats.

- Im Blut eines Menschen nach einem mehrstündigen Waldspaziergang können sich deutlich mehr, harmonisch bewegende Symbionten zeigen. Ein Hinweis auf einen ausgewogenen mit Sauerstoff angereicherten Organismus.

- Nach einer längeren Autofahrt sind nach der Blutabnahme kaum Symbionten zu sehen. Ein Hinweis auf ein „erschöpftes System Mensch".

- Ernährung ist ein Faktor, der Symbionten verändern kann. Beispielsweise führt viel tierisches Eiweiß zu einer Vergrößerung der Symbionten, den sogenannten Makrosymprotiten.

- Stress lässt die Symbionten oft hektisch flimmern.

- Symbionten können aus dem „Nichts" entstehen. Unabhängig davon wie sich das Blut anfangs zeigt vermehren sich Symbionten bei guter Vitalität. Wir sehen das im Dunkelfeldmikroskop wenn sich ab dem dritten oder vierten Tag nach der Blutabnahme plötzlich sog. Kolloidthecite aus den roten Blutzellen entwickeln, die dann Unmengen von Symbionten frei geben. Das kann natürlich nur geschehen, wenn der Körper die nötige Lebensvitalität (Reserve) besitzt.

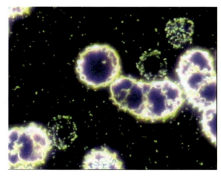

Am 4. Tag nach der Blutabnahme sind hier 3 Kolloidthecite zu erkennen die mit Symbionten angefüllt sind. Weiterhin sind noch relativ gut geformte Erythrozyten und im Hintergrund Symbionten zu sehen.

Vergrößerung: Objektiv 1000-fach x 1/3 Zoll Kamera

Es ist dann möglich, auch nach vielen Tagen noch ein sogenanntes „Schneegestöber" in dem Blutstropfen zu sehen. Dieses Schneegestöber besteht aus unzähligen Mengen von Symbionten, die sich in der 100-fachen Vergrößerung als hell leuchtende Areale zwischen den Blutzellen zeigen. Bei weiterer Vergrößerung kann man die ungeheure Kraft der Symbionten erahnen. Das Flimmern und Flirren dieser Lebenskeime zeigt eine Dynamik, die ein Zeichen von sehr hoher Eigenschwingung bzw. Eigenfrequenz ist.

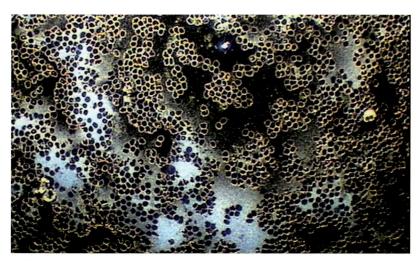

Mikrokosmos - Makrokosmos
Schneegestöber, *Vergrößerung: Objektiv 100-fach x 1/3 Zoll Kamera*

Die Symbionten versuchen das Leben aufrecht zu erhalten.

Spiegel zur inneren Welt

Wir wissen heute, dass in einem lebenden Organismus ein reger Informationsaustausch zwischen einzelnen Körperzellen oder Zellverbänden stattfindet. Auch Symbionten tragen zu diesem Informationsaustausch bei. Die Bedeutung der Symbionten steigt, wenn man sich klar macht, dass diese Keime des Lebens Informationen aufnehmen, unser Milieu verändern und somit auch unser Leben verändern können.

Krankheiten entstehen zuerst in der eigenen geistigen Welt. Vielerlei Ursachen, z.B. Emotionen wie Hass, Neid oder andere destruktive Gedanken erzeugen Schwingungen, die sich dann negativ im Körper auswirken. Dies sind nichts anderes als Frequenzen, die sich im Körper manifestieren und den Stoffwechsel schwächen.

In der Dunkelfelduntersuchung zeigen sich die Symbionten als die kleinsten sichtbaren Teilchen auf einer langen Kette vom Ursprung der Gedanken bis zur Manifestation in der materiellen Welt.

> Ihre Gedanken und Gefühle sind ein entscheidender Schritt zur Gesundheit, sie verändern Ihre „innere Welt". Der Heilungsverlauf wird durch eine konstruktive Einstellung zu Ihrem Leben und zu Ihrer Krankheit immer unterstützt.

Die Blutuntersuchung bis zum Zerfall der Zellen

Dunkelfeldmikroskopie ist eine qualitative Untersuchungsmethode, bei der ein Tropfen Blut aus der Fingerbeere (sog. Kapillarblut) untersucht wird.

Wir untersuchen das lebende Blut:

Das Blut auf dem Objektträger kann mit einem Aquarium verglichen werden. Zwischen den beiden Glasflächen befindet sich das lebende Blut, am Rand kommt es mit Sauerstoff in Kontakt und zerfällt. Die zerfallenen Zellen verschließen somit die beiden Plättchen. Es leben aber noch mehrere 100 000 Zellen in diesem „Aquarium". Diese werden dann bis zum vollständigen Zerfall untersucht.

Die Blutabnahme ist der erste und auch einer der wichtigsten Schritte zur Dunkelfeldblutanalyse. Für eine gute Beurteilung hat sich die Abnahme von Nüchternblut bewährt, d.h. der Patient hat während der letzten 5 Stunden keine Nahrung zu sich genommen. Erwünscht ist reichliche Flüssigkeitsaufnahme, vorzugsweise Quellwasser (stilles Wasser aus einer natürlichen Quelle ohne weitere Aufbereitung). Nach einer längeren Autofahrt oder einem stressigen Tag sollte er sich einige Minuten der Ruhe und Entspannung gönnen, bevor das Blut entnommen wird.

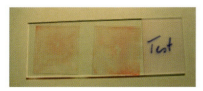

So sollte sich der Blutstropfen auf dem Objektträger verteilen, nachdem das Deckglas aufgelegt wurde,

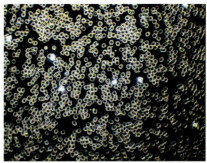

um anschließend im Mikroskop ein Blutbild zu erhalten, das eine korrekte Bewertung überhaupt zulässt. Hier ist eine Bewertung sehr gut möglich.

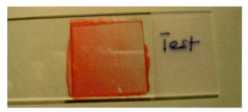

Hier wurde zu viel Blut abgenommen und das Deckglas zu fest auf den Tropfen gedrückt. Dieses Blut ist schwer zu untersuchen.

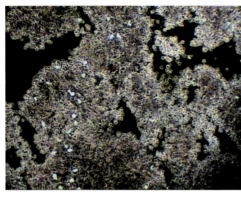

So könnte dann das Ergebnis im Dunkelfeldmikroskop aussehen. Es zeigen sich massive Verklumpungen der Zellen. Die Qualität der einzelnen Blutbestandteile ist schwer zu erkennen.

Ist der Patient gestresst, erschöpft oder hat eisig kalte Finger sind Fehldiagnosen möglich. Denn in diesen Fällen zeigt das Blut die sogenannte Pseudogeldrollenbildung, d.h. die Blutzellen zeigen sich eng aneinandergeklebt in Rollen. Nicht zu verwechseln mit „echten" Geldrollen, die ein Hinweis auf Stauungsgeschehen und Erkrankungen des Darmes sind.

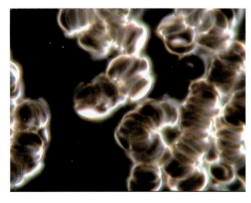

Verklumpung sog. Pseudogeldrollen nach dem Essen.

Gefahr von Fehldiagnosen.

Wurde gerade gegessen, haben wir eine vermehrte Symbionten-
bildung und ebenfalls verklebte Blutzellen im Bild. Ein gräulicher
Schleier macht die genaue Untersuchung schwierig bis unmöglich.

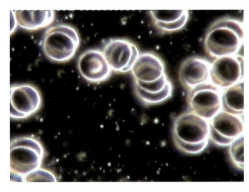

Viele Symbionten und Mak-
rosymprotite (die größeren
Pünktchen) nach einer
reichlichen Mahlzeit.

Die Beschaffenheit des Blutes wird wie folgt geprüft:

- Qualität und Mengenverhältnis bei den roten und weißen Blutzellen
- Symbionten
- Auffälligkeiten wie Formveränderungen der Zellen, Verklumpungen, Schattenzellen
- Grauschleier
- Ablagerungen

Diese Momentaufnahme gibt uns einen ersten Eindruck über das Milieu des Patienten. Daraus ergeben sich erste Therapieoptionen.

Wichtig für uns ist weiterhin die Entwicklung, die das Blut in den nächsten Tagen nimmt:

- An der Art, wie sich die Zellen entwickeln, erkennen wir den endobiontischen Befall, die durch Milieuverschiebung verursachten Veränderungen in den Zellen.

- das Auftreten von intrazellulären Bakterien, Viren oder Parasiten die erst im Verlauf des Zerfalls sichtbar werden.

Wir möchten darauf hinweisen, dass ein Tropfen Blut auf dem Objektträger eine riesige Fläche ergibt. Bei einer maximalen Vergrößerung im Dunkelfeldmikroskop könnte man hunderte von Einzelbildern bewerten.

Eine gute Diagnose sollte immer die Bewertung des Blutstropfens in seiner Gesamtheit sein.

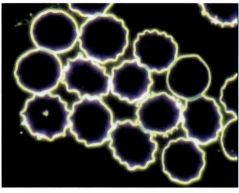

2. Tag

Es sind wenig Symbionten vorhanden. Die Zackenbildung der Erythrozyten ist am zweiten Tag normal.

Vergrößerung: Objektiv 1000-fach x 1/3 Zoll Kamera

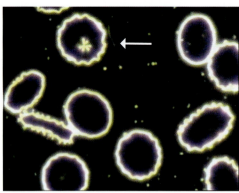

2. Tag

Formveränderung der Erythrozyten, was auf eine intrazelluläre Belastung hinweist.

Ein kleiner Chondrit (siehe Pfeil) oben in der Mitte. Symbionten sind ausreichend vorhanden.

Vergrößerung: Objektiv 1000-fach x 1/3 Zoll Kamera

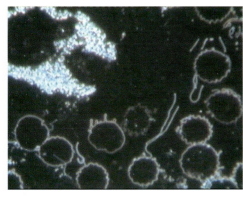

2. Tag

Zerplatzter Leukozyt, Chondrite, Makrochondrite.

Erythrozyten mit kettenartigen Auswüchsen. Hier sehen wir ein belastetes Blut.

Vergrößerung: Objektiv 1000-fach x 1/3 Zoll Kamera

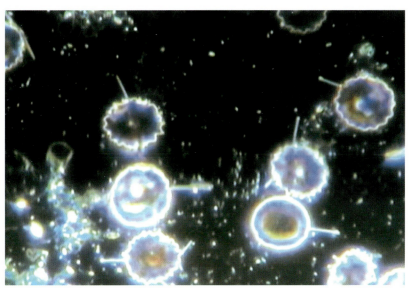

3. Tag

Noch gut geformte rote Blutzellen, aber mit deutlichen Auswüchsen.

Oben und unten links C-Candidanester.

Vergrößerung: Objektiv 1000-fach x 1/3 Zoll Kamera

Hier sehen Sie drei Blutbilder, die völlig unterschiedlich zerfallen. Auch hier sind teilweise noch Bewertungen möglich.

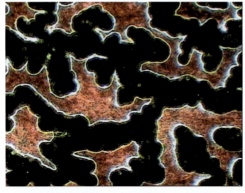

Zerfall des Präparates am 4. Tag nach der Blutabnahme.

Vergrößerung: Objektiv 100-fach x 1/3 Zoll Kamera

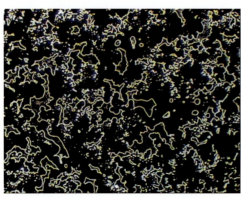

Zerfall des Präparates am 4. Tag nach der Blutabnahme.

Vergrößerung: Objektiv 100-fach x 1/3

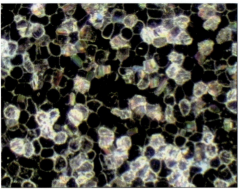

3. Tag

Beginnender, sog. sklerotischer Zerfall der Erythrozyten. In den Blutzellen werden Linien oder auch geometrische Gebilde sichtbar. Ein Hinweis auf starke intrazelluläre Säurebelastung.

Vergrößerung: Objektiv 400-fach x 1/3 Zoll Kamera

Teil B - Wege aus der Harmonie

Wir befinden uns in einer lebendigen Welt und sind umgeben von Einflüssen, auf die unser Körper reagiert, indem er versucht ein für uns Menschen harmonisches Milieu zu erreichen. Diese Einflüsse können auch Mikroorganismen wie z.b. Pilze, Bakterien, Viren oder Parasiten sein. Als weiteren und nicht zu unterschätzenden Punkt sind hier die Umwelteinflüsse zu nennen. Diesem großen Feld ist dieses Kapitel „Wege aus der Harmonie" gewidmet.

In der Dunkelfeldmikroskopie ist es möglich, schon minimale Veränderungen im Körpermilieu zu erkennen. Stoffwechselprodukte der Mikroorganismen können solche geringen Verschiebungen hervorrufen, die, wenn sie frühzeitig diagnostiziert werden, eine Heilung ermöglichen bevor sich manifeste Symptome zeigen.

Der Säure – Basen – Haushalt

Als Regulationssystem für alle Vorgänge des Körperstoffwechsels ist ein ausgeglichener Säure-Basen-Haushalt notwendig.

Messgröße ist der pH-Wert, die Konzentration freier Wasserstoff-Ionen in einer Lösung.

- Je höher die Konzentration, desto niedriger der pH-Wert (0 – 7) und desto saurer ist die Lösung.
- Je niedriger die Konzentration, desto höher der pH-Wert (7-14) und desto basischer ist die Lösung.

Der Normalwert ist in den Körperflüssigkeiten (Blut, Lymphe, Speichel, Urin) sehr unterschiedlich. Das Blut hat einen konstanten Wert von 7,3-7,4. Im Magen sollte der Wert sauer sein 1-5, damit Eiweiß aufgespalten werden kann. Im Dünndarm liegt er bei 5-6 zur Aufspaltung von Kohlenhydraten. In den Körperzellen sollte ein Wert von ca. 7 vorherrschen.

Insbesondere im Blut können kleinste Verschiebungen des pH-Wertes den Körperstoffwechsel nachhaltig beeinträchtigen.

Die überwiegende Zahl der Stoffwechselprozesse geschieht im neutral bis leicht basischen Bereich. Sie werden von Enzymen, die in ihrer Wirkung von einem optimalen pH-Wert abhängig sind, gesteuert. Über Atmung und Aufspaltung der Nahrung entstehen Stoffwechselschlacken (sauer), die ausgeschieden werden sollten. Ausscheidungsorgane sind Leber und Gallenblase über den Darm, die Nieren über die Blase, die Lungen über die Atmung und auch die Haut. Besteht ein Überfluss an Säuren und oder sind die Ausscheidungsorgane überlastet, so werden diese im Körper zwischengelagert. Meist im Fettgewebe, den Gelenken oder auch im Nervensystem oder den Blutzellen.

Neben der Ernährung mit Säurebildnern entstehen Säuren im Körper auch durch:
- Trinken von zu wenig Wasser
- beim Abbau unserer Nahrung als Stoffwechselprodukte
- durch Stoffwechselprodukte von Mikroorganismen in unserem Körper
- bei Diäten und Fastenkuren durch Abbau des Bindegewebes
- Elektrosmog, Erdstrahlen
- Narbenstörfelder
- Umweltgifte, Schwermetalle, Amalgam in Zahnfüllungen

- Allopathische Medikamente wie Antibiotika, Sulfonamide, ASS, Pille
- Stress im Arbeits- oder Familienbereich, finanzielle Sorgen usw.

Gemessen wird der pH-Wert mit Lackmus-Papier oder speziellen Teststreifen. Am meisten verbreitet ist die Urinmessung. Testen Sie morgens nüchtern den Mittelstrahlurin mit einem Testpapier. Der pH-Wert sollte über 6,8 liegen. Im Laufe des Tages verändert sich der Wert. Ein gesunder Mensch hat völlig normale Schwankungen im pH-Wert, da auch Säuren ausgeschieden werden.

Liegt der Wert darunter, spricht alles für eine Basenkur, die im Idealfall folgende Punkte beinhaltet:

- Zuführen basischer Mineralien (Natriumbikarbonat, Calzium, Natrium, Kalium)
- Lösen der Säuren aus dem Gewebe (Kräutertee, Wasser, homöopathische oder spagyrische Heilmittel, Basenbäder, Umschläge)
- Bindung von giftigen Stoffwechselprodukten (Heilerde, Algen, Zeolith)

Wenn viele Säuren im Körper entstehen, versucht der Organismus dem entgegenzuwirken, indem er basische Pufferstoffe aus seiner Reserve (Knochen, Zähne oder auch Sehnen) löst und dem Stoffwechsel zur Verfügung stellt. Die Folgen sind Mangelerscheinungen an Knochen und Zähnen.

Symptomatiken auf Grundlage einer Übersäuerung entwickeln sich i. d. Regel langsam. Erste Anzeichen können sein:

- Körperliches und psychisches Wohlbefinden nimmt ab
- Nervosität, Trägheit, Müdigkeit
- Verringerte Leistungsfähigkeit

In Folge treten häufig auf:

- Schwächen im Immunsystem
- Chronifizierung der Beschwerden
- Schlafstörungen
- Sodbrennen
- Atemnot bei Belastung
- Muskel-, Sehnen- und Gelenkschmerzen
- Bindegewebsschwäche
- Bandscheibenschwäche
- Haarausfall

Im Dunkelfeldmikroskop zeigt sich Säurebelastung je nach Schwere in unterschiedlichen Formen.

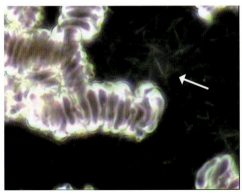

1. Tag

Filite (im Bild als kleine Stäbchen sichtbar) und Geldrollen, Zeichen einer Säurebelastung.

Vergrößerung: Objektiv 1000-fach x 1/3 Zoll Kamera

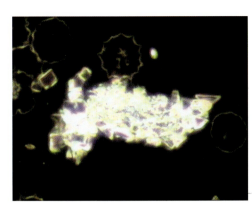

3. Tag

Kristalline Säureablagerung.

Vergrößerung: Objektiv 1000-fach x 1/3 Zoll Kamera

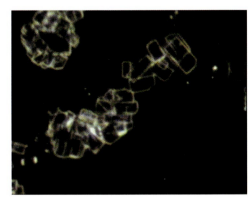

3. Tag

Sehr starke intrazelluläre Übersäuerung. Die roten Blutzellen zerfallen in geometrische, kristallähnliche Strukturen.

Vergrößerung: Objektiv 1000-fach x 1/3 Zoll Kamera

Über die Ernährung sollten ausreichend basenbildende Nahrungsmittel aufgenommen und säurebildende reduziert werden. Entsprechende Tabellen finden Sie leicht im Buchhandel oder im Internet. Grob gesagt wirken tierische Produkte, Zucker, Tee, Kaffee, Alkohol, Limonaden und Weißmehlprodukte säurebildend. Gemüse und Obst, insbesondere Trockenfrüchte (ungeschwefelt) wirken basenbildend, Vollkorngetreideprodukte neutral. Wichtig ist die ausreichende Flüssigkeitszufuhr von Quellwasser und evtl. Kräutertees, Bewegung an der frischen Luft und ein insgesamt spannungsärmeres Leben.

Die Lehre Enderleins

In seinen Forschungen beschrieb Prof. Dr. Günther Enderlein zu Beginn des letzten Jahrhunderts, dass alle Organismen einem beständigen Wandel unterliegen, der abhängig ist vom inneren Milieu, grundlegend dem Säure-Basen-Verhältnis des Körpers.

Diese Wandelbarkeit wird Pleomorphismus genannt. Der Pleomorphismus geht davon aus, dass Bakterien Viren und Parasiten nicht nur aus der Umwelt durch Ansteckung in den Körper eindringen, sondern sich je nach Beschaffenheit des inneren Milieus im Körper selbst bilden und ihre Stadien auch wechseln können.

Prof. Dr. Enderlein entdeckte weiter, dass nicht die Zelle die kleinste Einheit des Körpers ist, sondern die sog. Urkeime des Lebens, kleinste Protite (pflanzliche Eiweißkörperchen) oder Endobionten, die in jedem säugenden Warmblütler, also auch im Menschen vorkommen. Sie entstammen der Mucor- racemosus-Cyclogenie* und befinden sich in Symbiose** mit unserem Körper, solange unser inneres Milieu gesund ist.

Verschiebt es sich durch zunehmende Säurelast, wandeln sich die Symbionten zu „höheren" Formen, die unser Immun-System schwächen. Auch Erreger von Außen haben dann leichteren Zugang zu unserem Körper. Diese Entwicklung, die Endobiose nach Enderlein führt aus der Harmonie heraus über Zwischenformen zu krankmachenden Bakterien und Viren bis hin zu Pilzen und Parasiten. Diese bilden selbst spezifische Säuren, die ihr Überleben sichern und leisten somit weiterer Übersäuerung im Körper Vorschub.

Daraus folgt, dass die Voraussetzung für unsere Gesundheit das Vorhandensein von genügend Symbionten der nicht krankmachenden (apathogenen) Phasen in unserem Körper ist. Bei Krankheit überwiegen die krankmachenden (pathogenen) Formen.

Hier sei ein Wort zu unserer Ernährung gestattet. Nahrungsmittel von säugenden Warmblütlern wie Kühen und Schweinen enthalten Endobionten des Mucor racemosus, vorzugsweise die höherentwickelten pathogenen Stadien. Eher zu empfehlen sind daher Geflügel und Fisch.

Je mehr tierische Produkte wir zu uns nehmen, desto mehr gesunde Basisformen sollten wir besitzen, um diese abzubauen.***

Welche neuen Formen sich durch die stetige Veränderung unserer Umwelt wie z.B. gentechnisch veränderte Nahrungsmittel oder auch vermehrte chemische Belastung unserer Atmosphäre ergeben, zeichnet sich erst in den Anfängen ab.

---

* *Cyclos-gr. Kreis, Genos-Geburt, Prof. Enderlein beschrieb diese Entwicklungen als Kreisform*

** *Symbiose: nennt man in der Biologie das Zusammenleben artverschiedener, aneinander angepasster Organismen zum gegenseitigen Nutzen.*

*** *vgl. Dr. med. Konrad Werthmann, Die IV Stufen Therapie der Isotherapie, Ebi Verlag, 2003 S. 14 ff*

Blutserum
Von der Harmonie zur Disharmonie

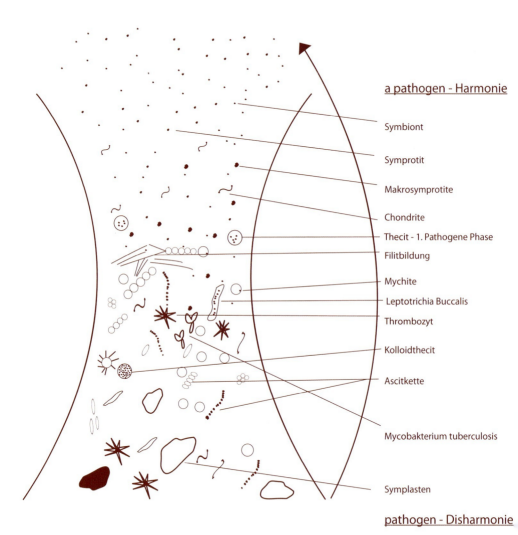

a pathogen - Harmonie

Symbiont
Symprotit
Makrosymprotite
Chondrite
Thecit - 1. Pathogene Phase
Filitbildung
Mychite
Leptotrichia Buccalis
Thrombozyt
Kolloidthecit
Ascitkette
Mycobakterium tuberculosis
Symplasten

pathogen - Disharmonie

Prof. Dr. Enderlein beschrieb die Endobiose als Kreisentwicklung, ausgehend von der Mucorzyklode. Diese wird als die Urzyklode bezeichnet, an deren Höhepunkt der Pilz Mucor racemosus Fresen steht.

Schematische Darstellung der Mucor racemosus Zyklode mit einigen Wuchsformen nach Enderlein

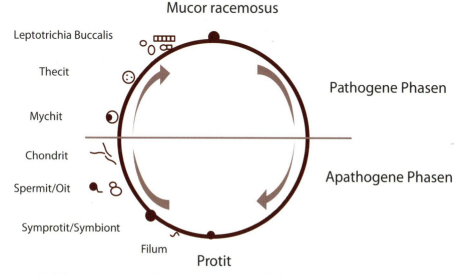

Zahllose Zwischenformen von zuträglich bis krankmachend können im Dunkelfeld beobachtet werden. Die Entwicklung aller Zykloden von den Protiten bis zu den pathogenen Phasen ist sehr ähnlich. Lediglich anhand der Bakterien- und Pilzphasen werden Differenzierungen vorgenommen. Neben der Mucor racemosus-Zyklode beschreibt Prof. Dr. Enderlein noch die Aspergillus-Zyklode, hervorgehend aus der apathogenen Phase der Urzyklode sowie die Penicillium-Zyklode, hervorgehend aus dem pathogenen Teil der Urzyklode.

Weitere „Unterzykloden" stellen sich heute als relevant für die Therapie dar.

Mucor racemosus-Zyklode

Funktion: Aufbau des Blut- und Gefäßsystems.

Pathologie: Verdickung und Verlangsamung des Blutstroms mit den zugehörigen Krankheiten wie Durchblutungsstörungen, Krampfadern, Hämorrhoiden, Thrombosen, hoher Cholesterinspiegel, Schlaganfall, Infarkt, Hörsturz; bildet Milchsäure im Körper.

Dunkelfeldmikroskopie: Stauungen, Filite, Agglutinationen, wabenartige Verklumpungen der roten Blutkörperchen, Geldrollenbildung, Symplasten.

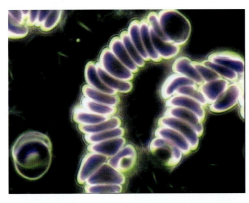

1. Tag

Geldrollenbildung der Erythrozyten, im Hintergrund Filite.

Vergrößerung: Objektiv 1000-fach x 1/3 Zoll Kamera

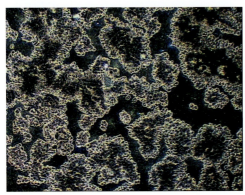

4. Tag

Sehr stark gestautes Blut, Agglutinationen, Wabenbildung und sehr viele Filite.

Vergrößerung: Objektiv 100-fach x 1/3 Zoll Kamera

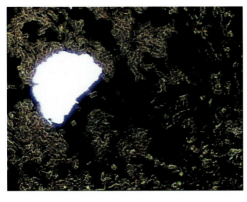

Mucor racemosus Symplast am 2. Tag nach der Blutabnahme.

Die Umgebung ist deshalb so dunkel, weil die Aufnahme mit minimalem Licht durchgeführt wurde. Trotzdem „strahlt" der Symplast.

Vergrößerung: Objektiv 100-fach x 1/3 Zoll Kamera

Übereiweißung - die Folge von Ernährungsfehlern

Eiweiße (=Proteine) zerlegt der menschliche Organismus zu Aminosäuren, die wiederum für eine Vielzahl von Aufgaben benötigt werden. Allerdings sind dem Körper in der Verwertbarkeit zugeführter Eiweiße Grenzen gesetzt. Die tägliche Zufuhr von Eiweißen sollte 0,5 – 0,7 g/kg Körpergewicht* nicht überschreiten.

Unser Körper kann eine Flut von Eiweißen zur Energiegewinnung nutzen. Das klingt auf den ersten Blick vernünftig, hat aber Schattenseiten, die Energieausbeute ist nicht besonders groß und es entsteht Laktat.

Die Mucor racemosus Zyklode entwickelt sich in laktatreicher Umgebung in pathologische Richtung, das führt zu einer Milieuverschiebung und Beeinträchtigung der Regulationsfähigkeit.

Zu viele Eiweiße führen zu Säurebelastung, Überlastung der Ausleitungsorgane und zur Verschlackung und Verhärtung der Gewebe. Die Folge ist ein erschwerter und verminderter Zellstoffwechsel, der langfristig zu chronischen bzw. degenerativen Erkrankungen führt.

Der Unterschied zwischen tierischem und pflanzlichem Eiweiß ergibt sich aus dem Vorhandensein pathogener Formen der Endobionten wie vorne beschrieben.

* *vgl. Workshop, Sanum-Kehlbeck, 4. Auflage 2004, S. 31ff*

Aspergillus niger-Zyklode

Funktion: Aufbau des Skelettsystems, Mineralstoffwechsel und Affinität zu Hohlorganen.

Pathologie: Erkrankungen der Hohlorgane (z.B. Blase), Lungenerkrankungen, Tuberkulose, Veränderung und Erkrankungen am Skelettsystem, Arthrosen, Morbus Bechterew und Tumore. Erkrankungen des rheumatischen Formenkreises oft in Verbindung mit der Penicillium Zyklode; bildet Zitronensäure im Körper.

Dunkelfeldmikroskopie: Vorwiegend Symplasten

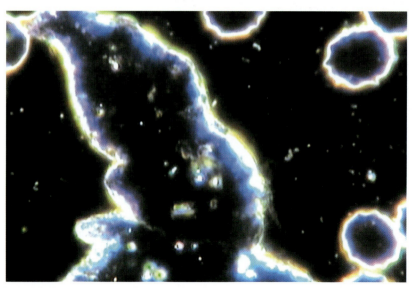

Aspergillus niger Symplast am 2. Tag nach der Blutabnahme.
Vergrößerung: Objektiv 1000-fach x 1/3 Zoll Kamera

Penicillium-Zyklode

Funktion: Aufbau der Bakterienflora

Pathologie: Bakterielle Entzündungen (Streptokokken, Staphylokokken), Wundrose, Sinusitis, Herderkrankungen. Bildet Penicillinsäure im Körper.

Dunkelfeldmikroskopie: Bakterienformen, Herdbelastungen.

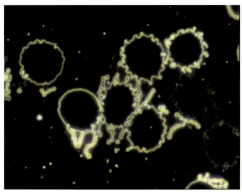

3. Tag

Herdbelastung mit typischen Kokkenformen.

Vergrößerung: Objektiv 1000-fach x 1/3 Zoll Kamera

Mucor mucedo

Funktion: Aufbau des Nervensystems und Hormonsystems.

Pathologie: Neurovegetative Störungen wie Angst und Depressionen, neurologische Erkrankungen und Störungen im Hormonhaushalt, Kopfschmerzen, Migräne, das Gefühl nicht mehr klar denken zu können, Störungen im Monatszyklus der Frau, Schwindel sowie alle weiteren Symptome des Kopfes.

Dunkelfeldmikroskopie: Vorwiegend Symplasten.

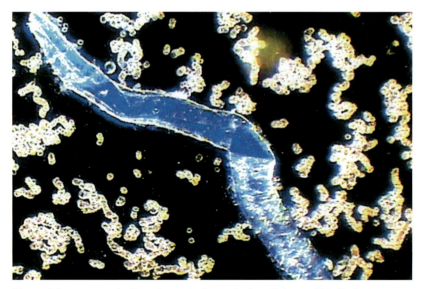

Blauer Mucor mucedo Symplast mit der typischen Faltung. Die Färbung weist auf eine Belastung der Schilddrüse hin. Die roten Blutzellen sind mäßig verklumpt. Der helle Kreis oben rechts ist eine Luftblase zwischen Präparat und Mikroskop.

Vergrößerung: Objektiv 1000-fach x 1/3 Zoll Kamera

Mucor mucedo Symplasten können anhand ihrer Färbung erfahrungsgemäß verschiedenen Organsystemen zugeordnet werden:

Blau ☞ Schilddrüse

Indigoblau ☞ Hypopyhse (Hirnanhangdrüse)

Farblos ☞ Vegetativum

Die meisten Erkrankungen sind nicht ausschließlich einer Zyklode zuzuordnen, sondern sind Mischformen. Auch sind die angegebenen Erkrankungen nur typische Beispiele.

Prof. Dr. Enderlein entwickelte aufgrund seines Wissens Medikamente, die höherentwickelte Phasen der Zykloden in nicht krankmachende Phasen abbauen. Daraus entstanden isopathische Heilmittel, die heute unter dem Namen „Sanum-Therapie" angewandt werden.

Erscheinungsformen der Erythrozyten im Dunkelfeld

○ ← Erythrozyt

⊙ ← Erythrozyt mit zentralem Flimmern

← Erythrozyt mit Vakuolen - parasitäre Belastung der Zellen

◎ ← Schießscheibenerythrozyt - starke endobiontische Belastung

← Zellen mit Auswüchsen - stärkere endobiontische Belastung

Formveränderungen:

← Zitronenform - Leberbelastung, Milzbelastung

← Poikilozytose - endobiontischer Befall

← Bärentatzen - Nierenstoffwechselbelastung, infektiöser Befall

← Stechapfelform - bei zahlreichen Stechapfelformen liegt eine geringgradige endobiontische Belastung

← Erythrozyt mit Ascitauswüchsen - starke Belastung der Zellen

← Erythrozyt mit hochvalentem Befall mit Bakterienformen - starke Belastung, Hinweis auf degenerative Tendenzen

Hier sehen Sie Bilder mit typischen Formveränderungen und unterschiedlichen Belastungsstadien.

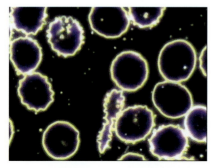

Bild links: Poikilozytose

Bild unten: Synascit und Fila aus Erythrozyten.

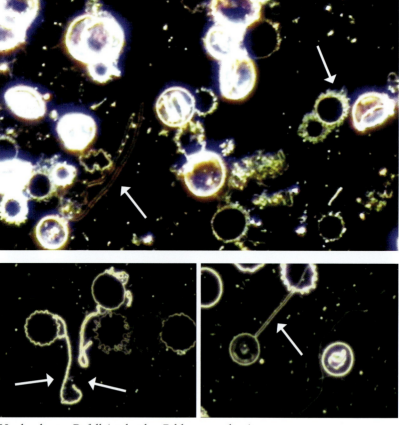

Hochvalenter Befall (an beiden Bildern zu sehen)

Erscheinungsformen der Leukozyten im Dunkelfeld

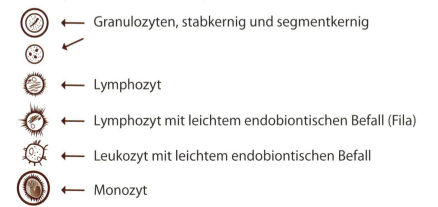

← Granulozyten, stabkernig und segmentkernig

← Lymphozyt

← Lymphozyt mit leichtem endobiontischen Befall (Fila)

← Leukozyt mit leichtem endobiontischen Befall

← Monozyt

Schwächung der Immunabwehr

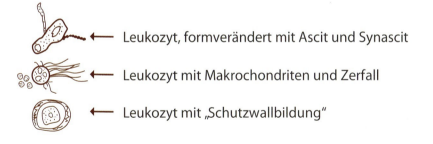

← Leukozyt, formverändert mit Ascit und Synascit

← Leukozyt mit Makrochondriten und Zerfall

← Leukozyt mit „Schutzwallbildung"

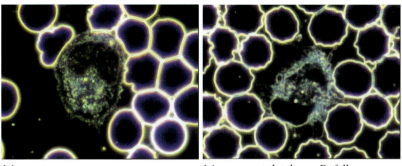

Monozyt   Monozyt mit leichtem Befall

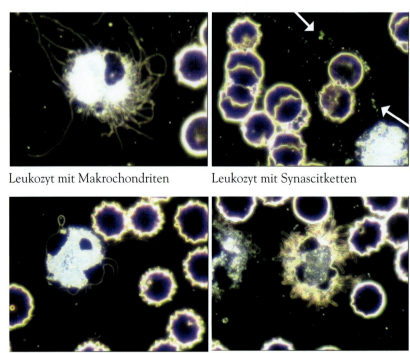

Leukozyt mit Makrochondriten   Leukozyt mit Synascitketten

Leukozyt mit stärkerem   Leukozyt mit Synasciten
endobiontischen Befall.

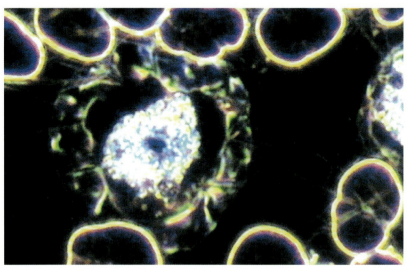

Leukozyt mit „Schutzwallbildung", starke Endobiose.

Pathologische Belastungen

Wenden wir uns nun dem zu, was wir tagtäglich im Dunkelfeldmikroskop sehen: belastetes Blut. In unserer Umwelt und den von uns gewählten Lebensbedingungen, scheint es schwer die Regulation eines harmonischen Milieus aufrecht zu erhalten. Als Folge bilden sich höher entwickelte Mikroorganismen.

Erkenntnisse Heilzentrum

Mitte der 90 er Jahre entdeckte der Heilpraktiker Ekkehard Sirian Scheller bei seiner Arbeit mit dem Dunkelfeldmikroskop Belastungen im Blut, die nicht typisch waren für die von Prof. Dr. Enderlein beschriebenen Wuchsformen der Zykloden. Durch ständige Beobachtung und Behandlung der Patienten kam er zu dem Schluss, dass die entdeckten Formen den Pilzen zuzuordnen sind. Er bezeichnete sie als C-Candida (C von camoufliert = getarnt), da es den Anschein hatte, dass diese neuen Formen vom körpereigenen Abwehrsystem nicht erkannt wurden.

Tarnung von Mikroorganismen

Mikroorganismen besitzen Intelligenz die sie befähigt das Überleben der eigenen Art sicherzustellen. Im Laufe der Evolution haben sie dazu verschiedene Strategien entwickelt. Beispielsweise nutzen Pilze aktive Abwehrmechanismen, indem sie Substanzen produzieren, die das Wachstum einer anderen Spezies in ihrer Umgebung hemmen und so den eigenen Fortbestand sichern.

Dieser Umstand wurde zufällig von dem Bakteriologen Alexander Fleming (1881-1955) im Jahre 1928 entdeckt. In einer Kulturschale wurden Bakterien gezüchtet, an einer Stelle konnte er ein Pilzwachstum feststellen. In der Umgebung des Pilzes waren die Bakterien vernichtet. Er folgerte, dass der Pilz eine Substanz produzierte, die das Wachstum der Bakterien hemmte. Bei dem Pilz handelte es sich um Penicillium notatum. Fleming nannte die produzierte Substanz nach dem Pilz: Penicillin. Das erste Antibiotikum war entdeckt.

Die betroffenen Bakterien haben ihrerseits Strategien entwickelt, um zu überleben und den Fortbestand ihrer Art zu sichern. Dies nennen wir heute Resistenzen der Bakterien gegenüber vielen Antibiotika.

Mikroorganismen beherrschen die Kunst der Tarnung, um ihren Fortbestand zu sichern. Hier sind sie sehr trickreich, ob sie die Formen von menschlichen Zellen nachahmen, sich unter einer „Schutzschicht" die sie selber produzieren verstecken oder auch direkt in Zellen eindringen. Das Ergebnis ist das gleiche. Das menschliche Abwehrsystem kann sie nur sehr schwer erkennen.

Allgemeines zu Pilzbelastungen

In der Praxis sehen wir in fast jeder Blutprobe Hinweise auf Pilzbelastungen. Über dieses Thema ist die vorhandene Literatur sehr vielfältig. Wir möchten deshalb nur eine kurze Einleitung in das Thema Pilze geben.

Es gibt eine Vielzahl verschiedener Pilzgattungen, wir beschränken uns auf den Candida albicans, da dieser Pilz in seiner Urkeimform den Verdauungstrakt mit aufbaut. In der Symbiontenform ist er ein physiologischer und sehr nützlicher Bestandteil der Schleimhäute und des Verdauungssystems.

Candida ist ein Hefe- oder Sprosspilz. Die normale Keimzahl ist 10^2 im Darm (=100 Keime auf ein Gramm Fäzes). Bei pathologischer Besiedelung im Darm (Keimzahlen ab 10^3 aufwärts) von Haut und Schleimhäuten können unangenehme Symptome hervorgerufen werden. Häufig sind es diffuse Beschwerden. Neben Schleimhautproblemen sind auch neurologische und vegetative Symptome zu erwähnen, die in den letzten Jahren eine deutliche Ausbreitung erfahren haben.

Bei Symptomen an Schleimhäuten ist der Darmbereich häufig betroffen. Im Darm herrscht normalerweise ein Gleichgewicht zwischen normaler Bakterienflora und physiologisch vorhandenen Pilzen, wobei die Bakterien deutlich überwiegen. Bei einer Vermehrung der Pilze können diese die Darmzotten regelrecht überwuchern und so den physiologischen Stoffwechsel im Darm stören. Hier entstehen z.B. neben Magen- und Verdauungsproblemen, Blähungen oder Reizdarmsyndrom auch schwerere Krankheitsbilder wie Colitis (Entzündung des Dickdarms). Durch die daraus entstehende Systembelastung treten als Folge vermehrt Blasen- oder Vaginalentzündungen, chronische Entzündung der Bronchien oder Nebenhöhlen und ebenso Haut- und Nagelpilz auf.

Von den Pilzen werden Stoffwechselgifte, die sogenannten Mykotoxine produziert. Diese können verantwortlich für Müdigkeit und neurologische Störungen sein. Schwindel, Kopfschmerzen, Konzentrationsstörungen, aber auch Beeinträchtigungen am peripheren Nervensystem wie Störungen der Oberflächensensibilität (Parästhesien) sind möglich.

Bei Gemütsstörungen oder depressiver Verstimmung werden Patienten häufig in die „psychische Ecke" abgeschoben, obwohl auch hier Pilzgifte ursächlich vorhanden sein können. Zu den vegetativen Störungen zählen wir z.B. Schlafstörungen, Zustände ständiger Unruhe und Leistungsverlust. Die Aufzählung der Symptome ließe sich noch lange fortsetzen.

Candida ist häufig vergesellschaftet mit Schwermetallbelastungen wie z B. Quecksilber. Die Ausleitung der Schwermetalle muss in die Behandlung mit einbezogen werden um Blockaden zu vermeiden.

Die massive Flut saurer Stoffwechselprodukte der Pilze begünstigt auch eine Vielzahl von Symptomen, die oft dem rheumatischen Formenkreis zugeordnet sind.

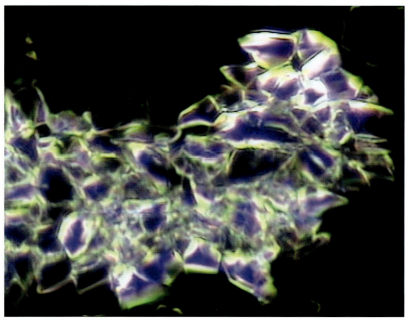

Typisch bei starker Säurebelastung sind im Dunkelfeldmikroskop die Säurekristalle. Stark reflektierend und häufig sind die scharfen Kanten der Kristalle zu sehen.

Vergrößerung: Objektiv 1000-fach x 1/3 Zoll Kamera

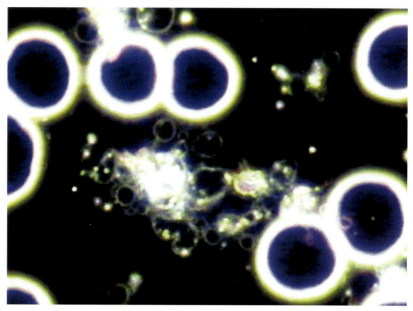

Typisches C-Candida albicans "Nest" in der Mitte mit Bläschen.

Vergrößerung: Objektiv 1000-fach x 1/3 Zoll Kamera

C-Candida - Bisher unterscheiden wir 3 Arten:

C-Candida albicans

Wir diagnostizieren die C-Candidakeime in kleinen Bläschen den sogenannten „Buds". Bei fachgemäßer Blutabnahme kann man die Keime als bewegliche kleine Pünktchen in den Bläschen sehen.

Die hauchdünne Membran der Bläschen stellt die Grenze zum Blut dar. Diese Grenze ist nötig, da wir im Blut ein völlig anderes Milieu vorfinden als in den C-Candidakeimen. Innerhalb der Keime produziert C-Candia durch vergären von Zucker (Glukose), ein saures Milieu, während das Blut leicht alkalisch ist. Auch hier gilt: jedes Lebewesen benötigt sein eigenes Milieu.

Aus Blutplättchen, den Thrombozyten, die zur Blutgerinnung notwendig sind und Fibrinfäden, einem Eiweißstoff, baut C-Candida „Nester". In diesen Nestern werden die Keime eingelagert.

C-Candida albicans ist sofort nach der Blutentnahme sichtbar, mit runden Bläschen, die am Rand der Nester oder auch z.T. frei im Blut schwimmen können.

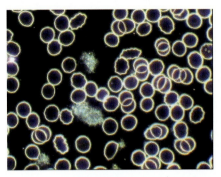

So zeigen sich C-Candida Nester im frisch abgenommenen Blut. Einige verformte Erythrozyten weisen schon auf ein belastetes Blutmilieu hin.

Vergrößerung: Objektiv 400-fach x 1/3 Zoll Kamera

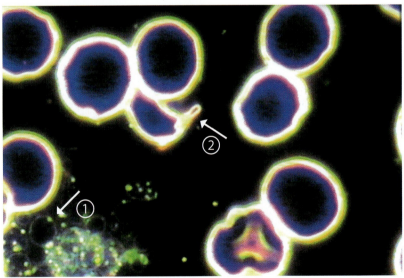

Direkt nach der Blutabnahme. Deutlich zu erkennen die feinen Membranen der C-Candida Bläschen, z.T. gefüllt mit Keimen (Pfeil 1).
Poikilozytose (Pfeil 2) eines Erythrozyten (Hinweis auf intrazelluläre Belastung)

Vergrößerung: Objektiv 1000-fach x 1/3 Zoll Kamera

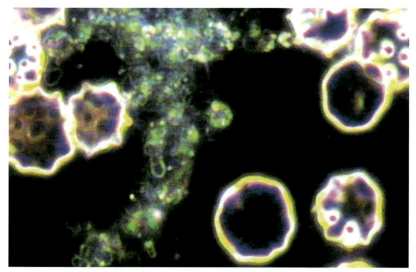

2. Tag nach der Blutabnahme: C-Candida Nest - Die roten Blutzellen z.T. mit Vakuolenbildung

Vergrößerung: Objektiv 1000-fach x 1/3 Zoll Kamera

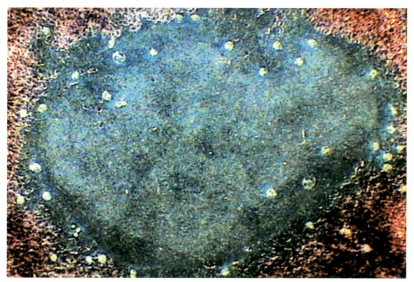

3. Tag: Riesiges C-Candida Nest, mit einigen Leukozyten die versuchen das Nest abzubauen. Die roten Blutzellen liegen sehr dicht zusammen. Hinweis auf Stauungsgeschehen, Thrombosegefahr.

Vergrößerung: Objektiv 100-fach x 1/3 Zoll Kamera

C-Candida parapsilosis

Diese Art besitzt ovale Bläschen, mit schlauchartigen Ausstülpungen, den Chlamydosporen. Häufig sind sie wie Trauben angeordnet und meist erst am zweiten oder dritten Tag nach der Blutabnahme im lebenden Blut zu sehen.

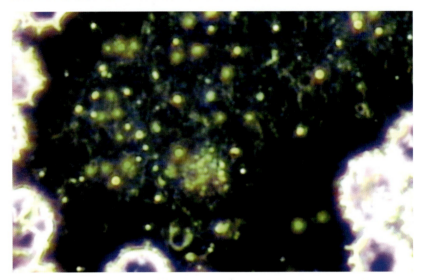

2. Tag: Hier sind die ovalen Bläschen zu sehen. Die leuchtenden Punkte im C-Candida Nest sind eingelagerte Toxine.

Vergrößerung: Objektiv 1000-fach x 1/3 Zoll Kamera

C-Candida sklerosis

Eine intrazelluläre Belastung, die in der Regel erst ab dem zweiten oder dritten Tag nach der Blutabnahme ebenfalls nur im lebenden Blut zu sehen ist. Es zeigen sich Ausstülpungen aus den roten Blutzellen, die aus der übersäuerten Zelle auf das alkalische Blut treffen. Durch diesen Wechsel des Milieus erstarrt C-Candida sklerosis zu einer Stopfnadelähnlichen Form. Die Nadeln können auch nach Zerfall des Präparats noch als lichtbrechende kristalline Form gesehen werden. C-Candida sklerosis ist relativ selten, der Befall geht meist mit schweren Erkrankungen wie Krebs oder Rheuma einher.

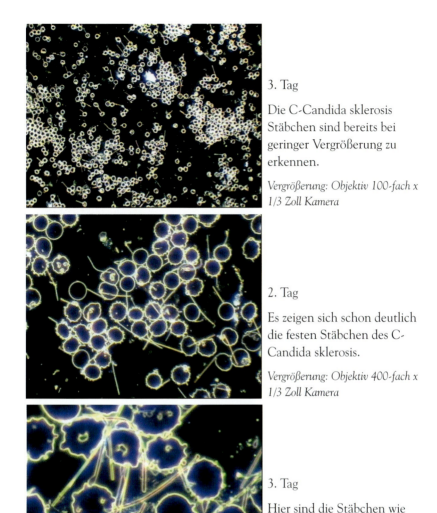

3. Tag

Die C-Candida sklerosis Stäbchen sind bereits bei geringer Vergrößerung zu erkennen.

Vergrößerung: Objektiv 100-fach x 1/3 Zoll Kamera

2. Tag

Es zeigen sich schon deutlich die festen Stäbchen des C-Candida sklerosis.

Vergrößerung: Objektiv 400-fach x 1/3 Zoll Kamera

3. Tag

Hier sind die Stäbchen wie "Stopfnadeln" deutlich zu erkennen.

Vergrößerung: Objektiv 1000-fach x 1/3 Zoll Kamera

Oft ist es bei starker Belastung auch einer guten Regulationsfähigkeit des Körpers zu verdanken, dass nicht sofort massive Störungen auftreten. Der ständige Nachschub an toxischen und sauren Produkten wird nicht gestoppt, irgendwann können die körpereigenen Ausscheidungsorgane die Flut nicht mehr bewältigen. Es zeigen sich verstärkt allergische Reaktionen, Krankheiten werden chronisch.

Wie kann C-Candida entstehen?

Candida Hefen werden im Darm, aber auch als Vaginal- oder Hautpilz hauptsächlich mit Antimykotika (Medikamente zur Behandlung von Pilzerkrankungen, z.B. Nystatin) behandelt. Bevor der Pilz aber abstirbt setzt er noch seine Keime, die Pilzsporen frei. Diese gelangen durch die in heutiger Zeit fast immer geschädigte Darmwand in die Blutbahn, wo sie in oben beschriebener Weise auskeimen. Die Aggressivität und Produktion der für den menschlichen Organismus giftigen Stoffe ist sehr hoch. Die behandelte Region ist durch Antimykotika frei von Pilzen, C-Candida keimt aber im Blut.

Auch der in der Tierhaltung zum Teil noch übliche Einsatz von Antibiotika und Antimykotika ist bedenklich. Wir haben bei der Untersuchung von Rinderblut teilweise eine massive Belastung mit C-Candida festgestellt. Selbst bei biologisch gezüchteten Kälbern konnten wir große C-Candida Nester sehen. Es ist wahrscheinlich dass so tierische Nahrungsmittel (Fleisch und Milch) zur Verbreitung der C-Candida Keime beitragen.

C-Candida im Blut ist nicht vergleichbar mit Candida Hefen auf Schleimhäuten.

C-Candida ist eine Variation der bekannten Candida Hefe. Es sind Pilzkeime, die im Blut einen neuen Lebensraum besiedeln. Sie entwickelten eine rezeptorfreie Oberfläche und werden deshalb vom Immunsystem nicht erkannt. Wir sehen bei der dunkelfeldmikroskopischen Analyse häufig sehr viele der C-Candida-Bläschen. Aber kaum Vorstufen oder weiter entwickelte Bakterienphasen. Das lässt vermuten, dass es sich nicht um die von Prof. Dr. Enderlein beschriebenen Thecite handelt. Zu Enderleins Zeit gab es noch nicht die Folgen von Antibiotika- und Antimykotikatherapien.

Nicht zuletzt werden unsere Untersuchungen dadurch bestätigt, dass nach erfolgter Candidatherapie die sog. Buds (C-Candidabläschen) im Blut verschwunden sind.

Behandlungsbeispiel C-Candida

Eine Patientin (geboren 1967) kam in die Praxis und schilderte folgende Beschwerden:

Sie hatte seit einigen Monaten ständig stärker werdende Schmerzen im Nacken- und Halsbereich. Eine traumatische Ursache konnte ausgeschlossen werden. Beruflich sitze sie länger am PC.

Pilzbelastungen wurden bei ihr schon öfter diagnostiziert. In letzter Zeit auch häufiger im Vaginalbereich, was sie mit „einer Salbe" behandelte.

Bei der Inspektion und Palpation fiel eine Aufquellung im Bereich des M. trapezius descendes (Trapeziusmuskel) auf.

Die dunkelfeldmikroskopische Untersuchung zeigte Hinweise auf eine Säurebelastung, einige Symplasten, zitronenförmige rote Blutzellen und eine deutliche Belastung mit C-Candida Keimen. Auch einige C-Trichomonaden wurden entdeckt. Bei der radionischen Testung wurden die Ergebnisse eindeutig bestätigt.

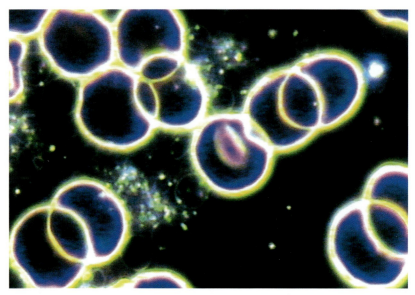

Hier sind deutlich C-Candida Nester zwischen roten Blutzellen zu erkennen.
Vergrößerung: Objektiv 1000-fach x 1/3 Zoll Kamera

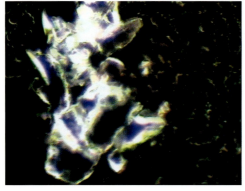

Ein stark leuchtender Säurekristall. Es sind die scharfkantigen Ränder des Kristalls zu sehen. Kristalle können in Geweben oder Gelenken abgelagert werden und Schmerzen verursachen.

Vergrößerung: Objektiv 400-fach x 1/3 Zoll Kamera

Überlegung:

Die Belastung mit C-Candida und C-Trichomonaden führt zu einer Belastung des Organismus mit toxischen Stoffen und Säuren. Diese Stoffe können bei einer bestehenden Leberbelastung (Hinweis: zitronenförmige rote Blutzellen) nicht optimal ausgeleitet werden, es entsteht ein Stau. Einlagerungen in Gewebe können die Folge sein. Die ständige Arbeit am PC begünstigt durch ergonomisch ungünstige Arbeitshaltung Belastungen im Hals- und Nackenbereich. Belastete Zonen haben einen verminderten Stoffwechsel und toxische Stoffe werden leichter abgelagert.

Die Therapie schloss neben dem Abbau der C-Candida und C-Trichomonaden auch konsequente Entsäuerung und Toxinausleitung mit ein.

Nach ca. 8 Wochen Behandlung wurde bei einem Kontrolltermin der Therapieverlauf beurteilt.

Die Patientin gab an, dass die Nackenbeschwerden sich deutlich gebessert hätten und es seit der Behandlung nicht mehr zu den Symptomen einer Pilzbelastung gekommen sei.

Auch bei der dunkelfeldmikroskopischen Untersuchung zeigte sich ein deutlich harmonischeres Blutbild ohne belastete Blutzellen und kaum noch C-Candida-Belastung.

Bakterien

Auf der Erde gibt es unzählige Bakterien, die in verschiedene Familien und Gattungen klassifiziert werden. Sie bevölkern unseren Planeten schon seit Millionen von Jahren. Bakterien besitzen ein Zellbewusstsein. So ist es ihnen möglich, sich an die verschiedensten Lebensräume anzupassen. Von all den Bakterienarten sind nur einige für den Menschen pathogen, viele unterstützen uns, denken wir nur an Bakterien im Darm, die für eine gut funktionierende Verdauung unabdingbar sind. In der Mundhöhle und im Nasen-Rachen Raum haben Bakterien Barrierefunktionen und verhindern das Eindringen von pathogenen Keimen. Sie stimulieren unspezifische Abwehrreaktionen des Immunsystems und trainieren so unser Abwehrsystem.

Wenn Krankheiten durch Bakterien ausgelöst werden kann dies auf verschiedene Arten geschehen:

- Bakterien dringen von außen in den Körper ein, z.B. durch sogenannte Tröpfchen- oder Kontaktinfektionen. Dringen genügend Keime in den Körper ein, steigt die Summe der Stoffwechselprodukte, die von Bakterien abgegeben werden. Die Keime erschließen sich einen neuen Lebensraum und verschieben das menschliche Milieu so, dass Symptome je nach Art der Bakterien und deren Lokalisation, entstehen können.

- Durch Milieuverschiebungen sind Bakterien imstande, sich auch im Körper zu entwickeln. In der Pleomorphie-Lehre nach Prof. Dr. Enderlein sprechen wir dann von Bakterienphasen, die den Zykloden zugeordnet werden.

Zellwandfreie Bakterienformen

Verschiedene Faktoren sind Ursachen der Entstehung zellwandfreier Bakterienformen. Dazu gehören Ernährungsfehler, leichtfertige Antibiotikagaben, Umweltgifte, Schwermetallbelastungen und Elektrosmog.

Zellwandfreie Bakterienformen besitzen keine voll entwickelte Zellwand mehr, sondern nur noch eine dünne Membran. Auf dieser Membran fehlen die normalerweise auf der Zellwand vorhandenen antigenen Strukturen. Die körpereigenen Immunzellen können deshalb nicht „andocken" und den Eindringling präsentieren. Die normale Antigen – Antikörper Reaktion funktioniert nicht. Der Körper erkennt diese Zellen nicht mehr und es können keine Abwehrmaßnahmen eingeleitet werden. Die Folge ist eine latente unbemerkte Belastung, die die Entwicklung von chronischen Krankheiten fördert.

Werden zellwandfreie Bakterienformen nicht mit in die Behandlung einbezogen, entstehen häufig Therapieblockaden. Die Heilung wird unnötig verzögert oder unmöglich gemacht.

Bakterien und zellwandfreie Formen gedeihen besonders in Körperregionen mit vermindertem Stoffwechsel. Hier ist das Milieu in der Regel schon in eine krankmachende Richtung verschoben. Das ist besonders bei Herdbelastungen der Fall, z.B.: Zahnbereich, Nasennebenhöhlen, Rachenmandeln und Mastoid (Warzenfortsatz des Schläfenbeins, hinter dem Ohr) sollten immer ausgetestet werden, da auch hier Therapieblockaden entstehen können. Häufig sind hier Staphylokokken oder auch Streptokokken beteiligt.

Herdbelastungen

Herdbelastungen sind im Dunkelfeldmikroskop deutlich zu erkennen und entwickeln sich bei der Untersuchung über mehrere Tage. In der Regel sind sie so groß, dass auf Bildern meist nur Details dargestellt werden können. Eine Herdbelastung sehen wir im Dunkelfeldmikroskop bereits im Überblick wie ein dunkler Krater, umgeben von normalen Blutzellen. Die Membranen der Zellen werden immer dünner und reflektieren weniger Licht, deshalb stellt sich ein Herd dunkler dar. Bei weiterer Vergrößerung sieht man dann auch verschiedenartige Wuchsformen aus den Zellen wachsen. Die Menge an pathologischen Belastungen von Makrochondriten bis zu Bakterien ist beeindruckend und ein Indiz für eine Herdbelastung.

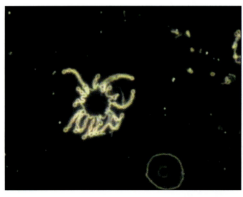

2. Tag

Stark belastete rote Blutzelle mit massiven Auswüchsen zwischen schon zerfallenen Erythrozyten, in einem sogenannten Herd.

Vergrößerung: Objektiv 1000-fach x 1/3 Zoll Kamera

Behandlungsbeispiel Infektanfälligkeit

In der Praxis wurde eine 44-jährige Dame, Mutter von zwei schulpflichtigen Kindern vorstellig. Sie gab an, sehr häufig unter Infekten zu leiden, die immer mit reichlich grünlichem Sekret aus der Nase einhergingen. Wegen einer beginnenden Lungenentzündung wurde ihr vor ca. 9 Monaten ein Antibiotikum verordnet.

Weitere Symptome waren seit vielen Jahren Heuschnupfen und eine Belastung mit Herpes-simplex-Viren. Sie isst gerne und häufig Milchprodukte.

Während der dunkelfeldmikroskopischen Untersuchung standen im Vordergrund:
Am ersten Tag eine C-Candida Belastung, ebenso wie formveränderte rote Blutzellen und eine beginnende Herdbelastung.

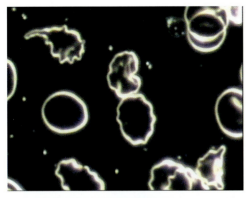

Formveränderung (sog. Poikilozytose) der Erythrozyten. Hinweis auf intrazelluläre Belastungen.

Vergrößerung: Objektiv 1000-fach x 1/3 Zoll Kamera

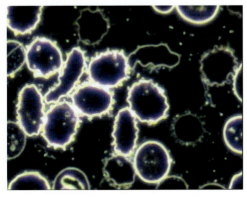

Poikilozytose. Die weniger leuchtenden, schon sichtbar belasteten Blutzellen weisen auf eine beginnende Herdbelastung hin.

Vergrößerung: Objektiv 1000-fach x 1/3 Zoll Kamera

Am zweiten und dritten Tag der Untersuchung wurde das Herdgeschehen sehr deutlich sichtbar mit vielen pathologischen Belastungen der Blutzellen. Die weißen Blutzellen waren wenig stabil und am zweiten Tag schon komplett zerfallen, ein Hinweis auf ein belastetes Immunsystem.

Durch die radionische Testung wurde eine Herdbelastung in den Nasennebenhöhlen und im Zahnbereich bestätigt.

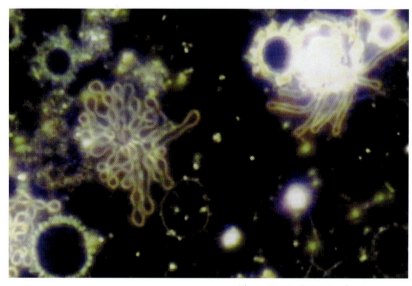

Oben: Typischer Herd mit deutlichen Wuchsformen aus den Erythrozyten. Indiz für bakterielle Belastung.

Vergrößerung: Objektiv 1000-fach x 1/3 Zoll Kamera

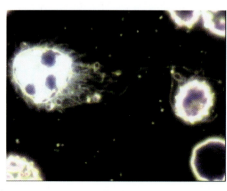

Links: Leukozyt mit Makrochondriten. Hinweis auf eine Schwäche des Immunsystems.

Vergrößerung: Objektiv 1000-fach x 1/3 Zoll Kamera

Therapie:
Abbau von C-Candida, Behandlung der Bakterien im Sinne der Pleomorphie, Aufbau des Immunsystems.

Diät: Meiden von Milchprodukten, Sanierung der Herdbelastung im Zahnbereich durch den Zahnarzt.

Neben den Kokken (siehe Penicillium - Zyklode) sehen wir in der Praxis häufig Pseudomonas und Borrelien.

Pseudomonas

sind stäbchenförmige Bakterien die weit verbreitetet sind, sogenannte Boden- und Wasserkeime. Sie können sich aktiv bewegen und brauchen in der Regel Sauerstoff zum leben. Einige Arten haben die Möglichkeit der Energiegewinnung ohne Sauerstoff entwickelt. Beim Menschen können sie Infektionen der Atemwege, der Harnwege oder von Wunden verursachen.

Interessant sind Pseudomonas, da sie eine hohe Resistenz gegen Antibiotika aufweisen. Sie sind außerdem fähig sich gegen körpereigene Immunzellen zu schützen.

Die Keime bilden ein Enzym das es ihnen ermöglicht sogar in Seifen, Duschgels oder Shampoos zu überleben. Es wurden auch schon Pseudomonas in Desinfektionsmitteln gefunden.

Als sogenannter Krankenhauskeim ist er auch dort anzutreffen und kann Wundinfektionen verursachen, die bei geschwächten Patienten schwerwiegende Folgen nach sich ziehen können.

Die Keime finden dank ihrer hohen Widerstandsfähigkeit im Menschen ein „lebenswertes Milieu". Infektionen mit Pseudomonas können auch längere Zeit unbemerkt bleiben, es entstehen nicht sofort massive Symptome. Pseudomonas überlagern häufig Infektionen mit anderen Keimen wie z.B. Kokken.

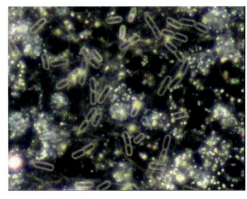

4. Tag

Pseudomonas inmitten von Kolloidtheciten, die versuchen das Milieu zu korrigieren.

Vergrößerung: Objektiv 1000-fach x 1/3 Zoll Kamera

Borrelien

Borrelien sind schraubenförmige Bakterien, die zur Gattung der Spirochäten gehören. Es gibt über 300 Arten von denen nur einige beim Menschen Erkrankungen auslösen können. Interessant ist, dass sich die Übertragungswege verändert haben und nicht mehr nur Zecken sondern nahezu alle blutsaugenden Insekten Borrelien übertragen können. Entsprechende Studien belegen dies. Dadurch ist die Verbreitung in den letzten Jahren deutlich gestiegen.

Nach einem Stich ist es Borrelien möglich, mit der Körperflüssigkeit der Insekten übertragen zu werden. Borrelien bewegen sich schraubenförmig im Blut und dringen bevorzugt in Zellen ein, sie stellen überwiegend eine intrazelluläre Belastung dar. Dadurch entziehen sie sich dem körpereigenen Abwehrsystem, es erkennt sie nicht. Das Immunsystem bildet keine Antikörper. Serologische Testverfahren sind oftmals nicht eindeutig.

Im Dunkelfeldmikroskop können wir bei einer bestehenden Belastung mit Borrelien direkt nach der Blutabnahme erste Hinweise erkennen. Dies sind sogenannte Bärentatzenformen der roten

Blutzellen. Hier ist aber Vorsicht geboten, da Bärentatzen auch auf bestehende Nierenbelastungen hinweisen können. Ebenso können sie sich bei erhöhten Blutfettwerten zeigen.

Am zweiten oder dritten Tag nach der Blutabnahme wird die Diagnose sicherer. Wir sehen häufig Borrelien aus den Blutzellen herauskommen. Der Grund hierfür ist der Zerfallsprozess des Präparates. Die Borrelien verlassen die zerfallende rote Blutzelle und suchen eine intakte Zelle um zu überleben. Diese finden sie in dem abgenommenen Tropfen Blut nicht, wir sehen sie mit den typischen schraubenförmigen Bewegungen. Unter bestimmten Voraussetzungen ist eine Formveränderung der Borrelien möglich.*

Hinweis:

Borrelien sind in Bildern kaum darstellbar, da sie durch ihre korkenzieherartigen Bewegungen erkannt werden können. Eine Möglichkeit bietet die Website: **www.Blut-SpiegeldesLebens.de** dort können sie sich Borrelien in einem Videoclip ansehen.

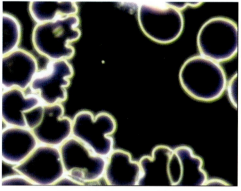

Bärentatzenformen der roten Blutzellen direkt nach der Blutabnahme und ein einzelner Symbiont.

Vergrößerung: Objektiv 1000-fach x 1/3 Zoll Kamera

---

* vgl. Dr. Dietrich Klinghardt, Vortrag: die Lyme Borreliose, Bellevue Washington, 3 -2005

Bei uns in der Praxis nutzen wir radionische Testungen um die dunkelfeldmikroskopische Diagnose zu bestätigen und zu quantifizieren. Die radionische Testung (s. Anhang) erlaubt es uns, schon geringe Belastungen zu erfassen und in die Therapie mit einzubeziehen.

Seitdem wir Borrelien im Blut gesehen haben, die mit den herkömmlichen Testraten nicht erfasst wurden, testen wir radionisch auch veränderte Borrelienarten. Solche Formen bezeichnen wir als getarnte Borrelien (C-Borrelien) oder mutierte Borrelien. Treten diese auf, handelt es sich in der Regel um chronische Belastungen. Diese weiterentwickelten Formen finden wir häufiger bei Patienten nach Antibiotikatherapie.

Borrelien produzieren in den menschlichen Zellen Unmengen von Säuren und toxischen Stoffen, die für Symptome verschiedenster Art verantwortlich sind.

Symptome bei chronischer Borreliose:

Kopf- und Gliederschmerzen, Fieber, Leistungsverlust, Müdigkeit, Schweißausbrüche, wechselnde Gelenkschmerzen, Hautsymptome und Haarausfall. Aber auch Säurekrankheiten wie rheumatische Beschwerden oder Gicht sind nicht selten. Bei einer Neuroborreliose treten Störungen des Gehirns, des Rückenmarks und der peripheren Nerven auf.

Borrelien schwächen den Organismus, indem sie das Milieu verändern. Es fällt dann anderen Erregern leichter in den Körper einzudringen, sog. opportunistische Infektionen breiten sich aus. Hier soll besonders auf Herpesviren, Chlamydien, Mycoplasmen, Ehrlichien und Yersinien hingewiesen werden. Das Milieu für weitere systemische Krankheitsbilder wie Fibromyalgiesyndrom, chron. Müdigkeitssyndrom (CFS) oder multiple Chemikaliensensibilität (MCS) wird bereitet.

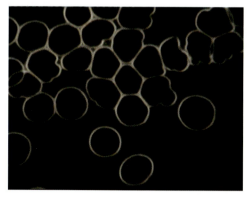

1. Tag

Bärentatzen

Vergrößerung: Objektiv 1000-fach x 1

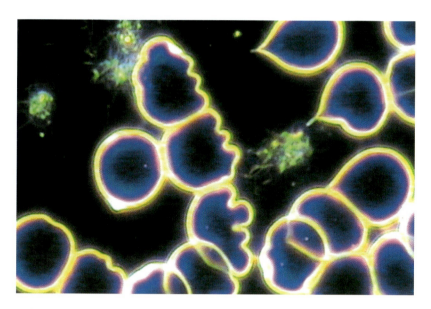

1. Tag

Bärentatzen in der Bildmitte, kleinere C-Candida Nester, rechts oben Zitronenform eines Erythrozyten, Hinweis auf Leberbelastung.

Vergrößerung: Objektiv 1000-fach x 1/3 Zoll Kamera

Tipp:

Zur Vorbeugung von Zeckenbißen:

In betroffenen Gebieten lange, helle Kleidung, Kopfbedeckung, nach einem Waldaufenthalt den Körper nach Zecken absuchen.

Ätherische Öle: ZB. Teebaumöl, Zedernöl, Essigaufbereitung mit Neemöl

Homöopathische Nosoden wie „FSME" oder „Borreliose" können gegeben werden um den Körper für Zecken unattraktiv zu machen. Doppelgabe des jeweiligen Mittels mit der Potenz C 200. Näheres erfahren Sie bei Ihrem Heilpraktiker.

Bei einem Zeckenbiss:

Die Zecke möglichst schnell entfernen. Am besten mit einer Zeckenkarte (erhältlich in jeder Apotheke). Kein Öl.

Die Einkerbung der Karte unter die Zecke schieben, Karte vorne leicht anheben und weiterschieben, bis die Zecke aus der Haut herausgehoben ist.

Die kleinere Einkerbung für kleine oder nicht vollgesaugte Exemplare verwenden, die große Einkerbung für vollgesogene Zecken.

Anschließend die Bißstelle mit Alkohol oder Teebaumöl desinfizieren.

Behandlungsbeispiel chron. Borreliose

Ein Mann Mitte 50, wurde in der Praxis vorstellig. Er klagte über Kopf- und Gliederschmerzen, die schon seit längerem bestanden, aber seit ca. 3 Monaten an Intensität und Dauer ständig zunahmen. Auch seine Leistungsfähigkeit sei zunehmend schlechter geworden, obwohl er sich ausgewogen ernährt, wenig Alkohol zu sich nimmt und „viel in den Bergen unterwegs ist". Bei seinen Wanderungen schmerzt ihn sein rechtes Knie mal mehr, mal weniger. Die Frage nach Zeckenbissen beantwortete er mit: Ja, schon öfter, aber nie mit irgendwelchen Beschwerden.

Bei der Blutuntersuchung im Dunkelfeldmikroskop zeigten sich zitronenförmige rote Blutzellen, ein Hinweis auf Leberbelastung.

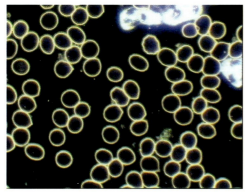

1. Tag

Zitronenförmige Erythrozyten, oben und rechts Leukozyten, einige Symbionten, kleines C-Candida Nest

Vergrößerung: Objektiv 1000-fach x 1/3 Zoll Kamera

Eventuell ausgelöst durch viele Giftstoffe, die irgendwo im Körper produziert werden, und durch die „Stoffwechselfabrik Leber" zur Ausleitung kommen sollen. Neben ihrer normalen Tätigkeit ist diese dann häufig überlastet.

Auch mäßige Symplastenbildung gab Hinweis auf Milieuverschiebung und Toxinbelastung.

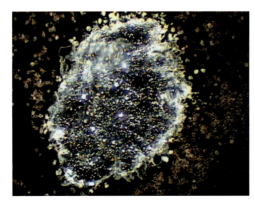

2. Tag

großer Symplast mit vielen toxischen Einlagerungen (auch Schwermetalle)

Vergrößerung: Objektiv 100-fach x 1/3 Zoll Kamera

Am ersten Tag der Untersuchung wurden nur einige wenige Bärentatzenformen der roten Blutzellen gesehen. Ein Verdacht auf Borrelienbelastung. Am dritten Tag der Untersuchung konnte ich die Borrelien sehen, wie sie sich aus den zerfallenden Blutzellen wanden und sich mit den typischen schraubenförmigen Bewegungen im Serum bewegten. Die radionische Testung bestätigte die Ergebnisse.

Es wurden noch einige weniger relevante Belastungen diagnostiziert und in die Behandlung mit einbezogen.

Die Therapie wurde 6 Wochen durchgeführt und dann ein Kontrolltermin anberaumt.

Der Patient gab an, seine Beschwerden hätten sich deutlich gebessert, aber Kopfschmerzen wären noch ab und zu vorhanden, auch die Leistungsfähigkeit hatte noch nicht das gewünschte Niveau erreicht.

Durch Verlängerung der Therapie mit Änderung des Schwerpunktes wurde nach weiteren 6 Wochen ein schmerzfreier Zustand des Patienten, mit wieder hergestellter Leistungsfähigkeit, erreicht.

Viren

Viren sind keine Lebewesen, so wie wir Leben gemeinhin definieren. Sie weisen weder einen Stoffwechsel auf, noch können sie Energie produzieren, und sich auch nicht auf herkömmliche Weise vermehren. Ihnen fehlen, im Gegensatz zu lebenden Organismen, bestimmte Zellstrukturen die genau diese Aufgaben übernehmen. Viren brauchen lebende Zellen um selbst existieren zu können und um sich zu verbreiten. Man kann sie als intrazelluläre Parasiten bezeichnen.

Viren nutzen viele Übertragungswege, um im Menschen zu siedeln. Sind sie erst in unser Innerstes gelangt, beginnt die Ausbreitung über Schleimhäute, Blut, Lymphe oder auch Nervenzellen. So erreichen sie ihre jeweiligen Zielorgane.

Einbau und Virusproduktion:

- An den Zielorganen beginnt der Einbau in die Zellen. Es stimmt das Schlüssel-Schloss-Prinzip der Zelloberfläche und des Virus. Das Virus kann „sich festhalten".

- Nun verschmilzt das Virus mit der Zelloberfläche und gelangt mittels Transportvorgänge in das Zellinnere.

- In der Wirtszelle wird jetzt die Nukleinsäure, die Träger der Erbinformation des Virus ist, freigesetzt. Anhand der Nukleinsäure werden Viren in 2 Klassen eingeteilt.

    - RNA (Ribonukleinsäure) Viren

    - DNA (Desoxyribonukleinsäure) Viren

Verschiedene Zellbestandteile werden durch die Nukleinsäuren „umprogrammiert" und produzieren nun Virusbestandteile.

- Immer mehr werden produziert. Entweder werden sie durch die Zellwand ausgeschleust oder sie lagern sich in der Zelle ab und warten bis diese abstirbt, um dann freigesetzt zu werden.

In einem gesunden System werden Viren von den Immunzellen schnell erkannt und eliminiert. In der Praxis relevant sind häufig die chronischen viralen Belastungen mit vielfältigen Symptomen, abhängig von der Regulationsfähigkeit und Konstitution des Patienten. Da Viren eine Affinität zu bestimmten Organen (sog. Organotropie) besitzen, sollten bei Schwäche entsprechender Organe, diese auch in Diagnose und Therapie miteinbezogen werden. Auch Viren verändern und entwickeln sich und entziehen sich hierdurch unserem Immunsystem.

In der Dunkelfeldmikroskopie sind einzelne Viren aufgrund ihrer geringen Größe nicht erkennbar. Wir sehen Anhaltspunkte für virale Belastungen. Dies können sog. Virenkapseln sein, oder kleinste Kreise mit stark leuchtender Membran, die häufig in Lymphozyten und Leukozyten eingelagert sind. Mit Hilfe der radionischen Testung haben wir die Möglichkeit Virusbelastungen auszutesten.

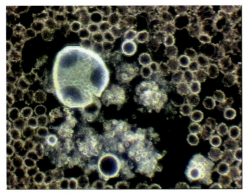

3. Tag

Seltene Aufnahme einer Virenkapsel. Am unteren Rand der Kapsel ist eine Öffnung zu sehen, aus der wiederum kleinere Kapseln abgegeben werden.

Vergrößerung: Objektiv 400-fach x 1/3 Zoll Kamera

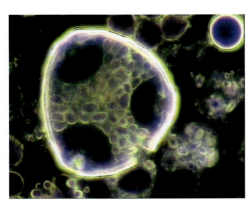

3. Tag

Dieselbe Virenkapsel wie oben. Die schon im Serum befindlichen kleineren Kapseln enthalten wiederum viele Viren.

Vergrößerung: Objektiv 1000-fach x 1/3 Zoll Kamera

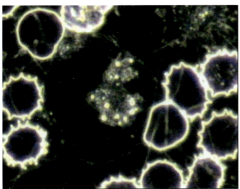

3. Tag

Die kleinen leuchtenden Kreise in dem Monozyten weisen auf eine virale Belastung hin.

Vergrößerung: Objektiv 1000-fach x 1/3 Zoll Kamera

Parasiten

Parasiten sind Schmarotzer, sie beziehen Nahrung aus einem anderen Organismus. Neben Würmern und Egeln gibt es noch eine Menge von Parasiten, die weltweit oder regional begrenzt vorkommen.

Die Infektionswege sind vielfältig und reichen von verunreinigter Nahrung und Trinkwasser, schlechten hygienischen Verhältnissen, Kontakt mit Speichel oder Kot infizierter Tiere bis zu Insektenbissen. Parasiten durchlaufen in ihrer Entwicklung häufig mehrere Stadien.

Als Beispiel möchten wir die Entwicklung des Spulwurms (Ascaris lumbricoides) kurz darstellen:
Nachdem die Eier oral (z.B. mit der Nahrung) aufgenommen wurden, sich nach mehreren Schritten in Larven gewandelt haben und im Dünndarm angekommen sind, durchbohren sie die Darmwand und gelangen so ins Blut. Auf dem Blutweg werden sie zur Leber und weiter zu Herz und Lunge transportiert. In der Lunge findet in den Bronchiolen eine weitere Häutung statt, nach der die Larven dann Richtung Kehlkopf wandern um wieder in den Verdauungskanal zu gelangen. Im Darm entwickelt sich nun der fertige Wurm und beginnt mit der Produktion von Eiern.

So wird verständlich, dass teilweise Eier oder Larven von Parasiten im Blut mit Hilfe der Dunkelfeldmikroskopie beobachtet werden können.

Typisch sind Symptome erst an den befallenen Organen, später im ganzen System. Auch zyklisch auftretende Beschwerden sind häufig bei parasitären Belastungen.

Es ist möglich das Parasiten andere Krankheitserreger wie Bakterien oder Viren transportieren, die so einen bequemen Weg in den Menschen finden.

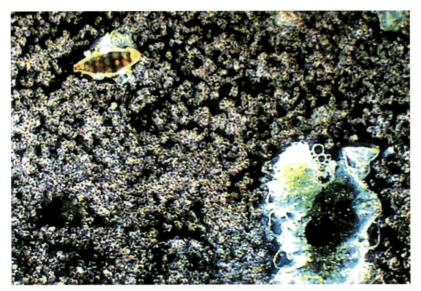

2. Tag: Links oben die bräunliche Larve eines Parasiten.
Rechts unten ein Mischsymplast mit deutlichem Aspergillus-Anteil

Vergrößerung: Objektiv 100-fach x 1/3 Zoll Kamera

C-Trichomonaden

Trichomonaden sind Einzeller. Sie haben Mensch und Tier als Wirt schon vor vielen Jahrhunderten „erobert". Diese einzelligen Geiseltierchen kommen in verschiedenen Formen vor, wo sie die Mundhöhle, den Darm oder den Vaginalbereich besiedeln können. Da Trichomonaden sehr anpassungsfähig sind, können sie von dort aus auch andere Körperregionen erreichen.

Die russische Forscherin Tamara Lebedewa* konnte in ihren Forschungen belegen, dass Trichomonaden in Krebsgewebe vorkommen. Trichomonaden gewinnen genau wie Krebszellen Energie aus Gärung ohne Sauerstoff. Dabei fallen toxische Stoffe und Säuren an, die das menschliche Milieu verschlechtern.

---

vgl. Tamara Lebedewa: Krebserreger entdeckt, Verlag Driediger

Sie sind sehr widerstandsfähig und ihr Wachstum kann sogar durch ionisierende Strahlung gefördert werden. So könnte es möglich sein, dass vermehrte Strahlenbelastung in der Umwelt auch der Verbreitung der Trichomonaden zugute kommt.

Heilpraktiker Ekkehard Sirian Scheller entdeckte Blutparasiten im Dunkelfeldmikroskop, die er als C-Trichomonaden bezeichnete.

Im Blut sind C-Trichomonaden schwer von roten Blutkörperchen zu unterscheiden, weshalb sie dem körpereigenen Abwehrsystem entgehen. Ein Merkmal sind die spitzen Ausstülpungen auf der Zelloberfläche, nicht zu verwechseln mit einer endobiontischen Belastung. Teilweise können auch längere Geiseln (Flagella) erkannt werden. Meist sind sie gering kleiner als Blutzellen. In der Nähe der C-Trichomonaden treten häufig vermehrt sog. Blutschatten auf. Oft bilden sie Kolonien d.h. in einem begrenzten Areal ist eine größere Anzahl zu finden.

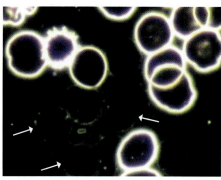

1. Tag

C-Trichomonade links oben, mit einigen Blutschatten im frisch abgenommenen Blut.

Vergrößerung: Objektiv 1000-fach x 1/3 Zoll Kamera

Symptome einer Belastung mit C-Trichomondaden sind starke Vergiftungserscheinungen. Kopf- und Gliederschmerzen, Leistungsverlust bis zu Erschöpfungszuständen. Auch rheumatische und allergische Beschwerden sind möglich. Bei Krebs sind sie immer mit beteiligt. Ein Befall mit C-Trichomonaden ist oft vergesellschaftet mit C-Candida.

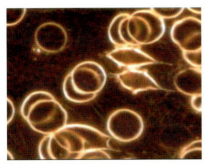
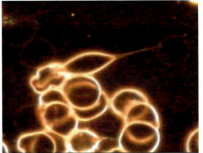

1. Tag

C-Trichomonaden, hier mit deutlich erkennbaren Geißeln.

Vergrößerung: Objektiv 1000-fach x 1/3 Zoll Kamera

1. Tag

C-Trichomonade mit Geißel und einige Blutschatten zwischen roten Blutzellen

Vergrößerung: Objektiv 1000-fach x 1/3 Zoll Kamera

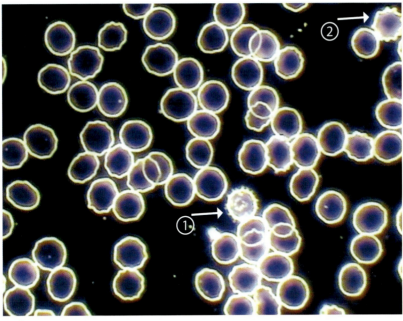

1. Tag

C-Trichomonade (1), mittig in der unteren Hälfte, und ein Blutschatten. Zum Vergleich ein rotes Blutkörperchen mit Stechapfelform (2) rechts oben

Vergrößerung: Objektiv 400-fach x 1/3 Zoll Kamera

Einige Beispiele aus unserer Praxis:

Bilder 1 + 2 einer Patientin mit starken Leberbeschwerden, radionisch wurde eine positive Belastung mit Katzenleberegel getestet. (Sie hatte mehrere Katzen)

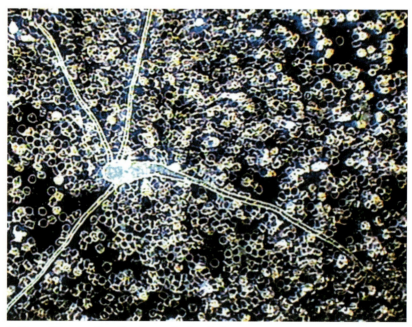

2. Tag: Hier werden die Ausmaße deutlich.
Vergrößerung: Objektiv 100-fach x 1/3 Zoll Kamera

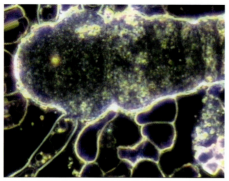

1. Tag

Deutlich ist eine Abgrenzung zum Blut zu erkennen. Im lebenden Blut konnte man auch innerhalb des Parasiten einen regen Stofftransport erkennen.

Vergrößerung: Objektiv 1000-fach x 1/3 Zoll Kamera

Bilder eines Parasiten, den wir in dieser Form nur einmal sahen. Es konnte wohl eine parasitäre Belastung getestet werden, leider aber nicht welche Art.

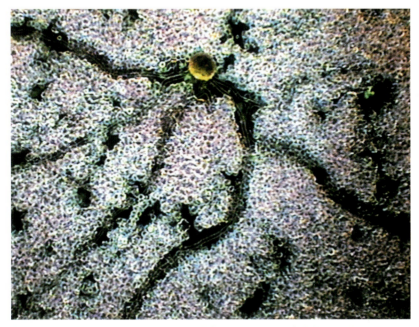

3. Tag : Zu erkennen ist ein gestautes Blut mit einem gelblich, runden Objekt. Dunkle Bereiche wie Straßen führen davon weg.

Vergrößerung: Objektiv 100-fach x 1/3 Zoll Kamera

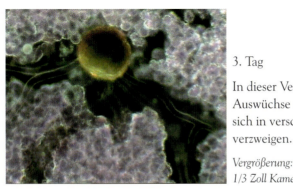

3. Tag

In dieser Vergrößerung sind nun Auswüchse zu erkennen, die sich in verschiedene Richtungen verzweigen.

Vergrößerung: Objektiv 1000-fach x 1/3 Zoll Kamera

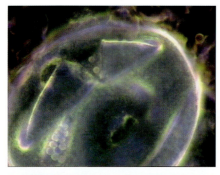

2. Tag

Parasiteneier oder Virenkapseln? Hier sollte immer differentialdiagnostisch weiter abgeklärt werden.

Vergrößerung: Objektiv 1000-fach x 1/3 Zoll Kamera

2. Tag

Dasselbe Präparat, es befanden sich mehrere solche Gebilde im Blut. Zyklische Beschwerden des Patienten, wiesen auf eine parasitäre Belastung hin. Diese wurde auch bestätigt.

Vergrößerung: Objektiv 1000-fach x 1/3 Zoll Kamera

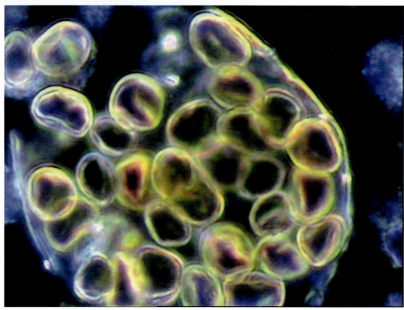

Parasiteneier - *Vergrößerung: Objektiv 1000-fach x 1/3 Zoll Kamera*

Symplasten

Symplasten sind Müllhaufen. Der intelligente Organismus Mensch hilft sich selbst, indem er toxische Stoffe, Zellreste, pathologische Wuchsformen der Zykloden in die sogenannten Symplasten „verpackt". Das geschieht besonders dann, wenn

- viele toxische Stoffe zugeführt werden, z.B. durch Ernährung oder Umwelt

- viele Gifte durch Mikroorganismen im Körper produziert werden

- die Ausleitungsorgane geschädigt oder überlastet sind. Die ankommende Flut von Abbauprodukten des Körpers und Toxinen kann deshalb nicht bewältigt werden.

In der Praxis heißt es nun, die Ursachen der Symplastenbildung zu finden. Die dunkelfeldmikroskopische Untersuchung zeigt am ersten Tag der Untersuchung deutliche Ergebnisse.

Anzahl und Größe der Symplasten geben einen Hinweis auf die Höhe der Belastungen. Bei starker Symplastenbildung sollte immer an eine Belastung der Ausscheidungsorgane und des Lymphsystems gedacht werden.

> **Bitte beachten:** An der Stelle an der der Blutstropfen auf dem Objektträger auftrifft, finden wir meist viele kleine Symplasten die noch Verunreinigungen der Haut darstellen können. Diese werden nicht mit in die Diagnose einbezogen.

Symplasten lassen sich zum Teil den von Prof. Dr. Enderlein beschriebenen Zykloden zuordnen.

Mucor racemosus-Symplasten

Mucor racemosus-Symplasten sind helle, fast weiße Ablagerungen, die das Licht extrem stark reflektieren. Ihre Leuchtkraft entspricht der eines aufblendenden Scheinwerfers.

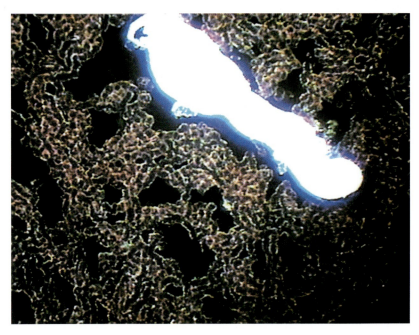

3. Tag

Mucor racemosus-Symplast

Hier kann man auch die verklumpten (agglutinierten) roten Blutzellen erkennen. Ein Hinweis auf Stauungen, passend in die Mucor racemosus-Zyklode.

Vergrößerung: Objektiv 100-fach x 1/3 Zoll Kamera

Aspergillus niger-Symplasten

Aspergillus niger-Symplasten sind dunkel, schieferartig, düster.

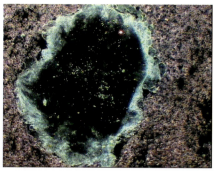

Aspergillus niger-Symplast 2 Tage nach der Blutabnahme.

100-fache Vergrößerung, riesiger Symplast mit toxischen Einlagerungen (kl. Pünktchen).

Vergrößerung: Objektiv 100-fach x 1/3 Zoll Kamera

Hier kann man noch die Blasensymplasten differenzieren, die typischerweise rund mit einer Einkerbung sind. Sie sind häufig Hinweise auf Belastungen der Hohlorgane (z.B. Blase).

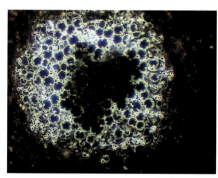

2. Tag   Sehr seltene Aufnahme

Riesige Ansammlung von typischen Blasensymplasten der Aspergillus Zyklode.

Eine Patientin mit langjähriger chron. Blasenentzündung

Vergrößerung: Objektiv 100-fach x 1/3 Zoll Kamera

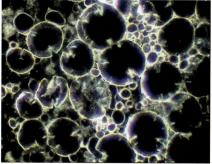

2. Tag

Detailaufnahme des obigen Bildes

Deutlich sind die Einkerbungen an den kreisförmigen Symplasten zu sehen. Hinweis auf Beteiligung der Hohlorgane (Blase).

Vergrößerung: Objektiv 1000-fach x 1/3 Zoll Kamera

Mucor mucedo-Symplasten

Mucor mucedo-Symplasten sind langgestreckt und besitzen eine ganz typische „Fältelung". Vergleichbar mit einer ausgerollten Rolle Klopapier.

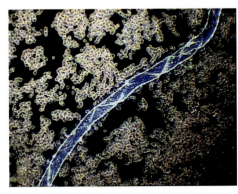

2 .Tag

Blauer Mucor mucedo-Symplast mit der typischen Faltung. Die Färbung weist auf eine Belastung der Schilddrüse hin. Die roten Blutzellen sind mäßig verklumpt.

Vergrößerung: Objektiv 100-fach x 1/3 Zoll Kamera

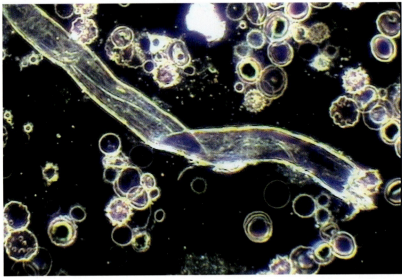

1. Tag: Hier sehen wir wieder die typische Faltung. Unten am Bildrand ist ein C-Candida- Nest zu erkennen. Auffällig sind hier viele belastete Zellen z.T. mit Auswüchsen, Zellen unterschiedlicher Größe was eine Belastung darstellt, aber auch ein Hinweis auf Anämie sein kann.

Vergrößerung: Objektiv 400-fach x 1/3 Zoll Kamera

Mischsymplasten

In den Mischsymplasten zeigt sich eine bunte Welt verschiedenster Ablagerungen. Schwermetalleinlagerungen können teilweise an ihrer Farbe erkannt werden. Säuren zeigen sich als Pseudokristalle. Die Färbung ganzer Symplasten kann Hinweise auf belastete Organe geben. Metalllegierungen können sich als knallbunte Einlagerungen darstellen.

Farbzuordnung von Mischsymplasten	
Dunkelbraun, schwarz ☞	Magen, Darm, Leber
Rot-braun, pink ☞	Bauchspeicheldrüse

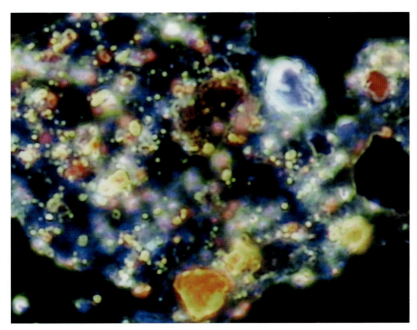

2. Tag: Viele toxische Einlagerungen, z.T. Schwermetalle: Sog. Goldnuggets sind Hinweise auf Quecksilberbelastung.

Vergrößerung: Objektiv 1000-fach x 1/3 Zoll Kamera

Auch bei Metallen kann eine grobe Differenzierung vorgenommen werden.

Quecksilber	☞	Gelb (Goldnuggets)
Blei	☞	Rot
Palladium	☞	Magenta
Aluminium	☞	Bläulich
Silber	☞	Grau/Weiß
Kupfer	☞	Aubergine

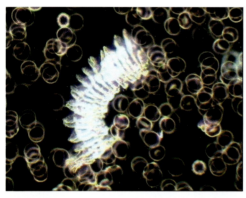

1. Tag

Sklerotische Formen, die auf Verhärtungen schließen lassen, der Aspergillus-Zyklode zugeordnet.

Unten rechts C-Trichomonade

Vergrößerung: Objektiv 400-fach x 1/3 Zoll Kamera

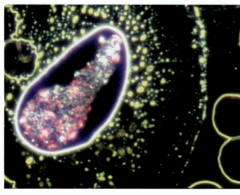

2. Tag

Eine schöne Aufnahme eingelagerter Toxine, Beginn einer Symplastbildung.

Vergrößerung: Objektiv 1000-fach x 1/3 Zoll Kamera

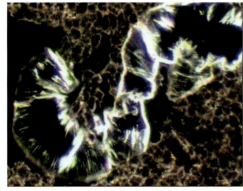

4. Tag

Ein sklerosierter Symplast.

Unterschiedlichste Formen von Symplasten können beobachtet werden.

Vergrößerung: Objektiv 400-fach x 1/3 Zoll Kamera

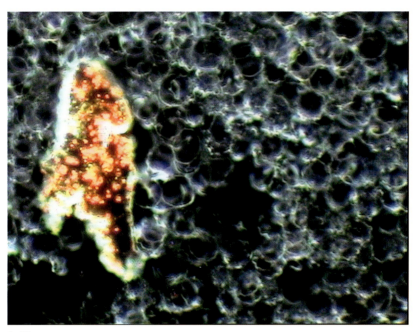

1. Tag

Mischsymplast mit eingelagertem Quecksilber.

Vergrößerung: Objektiv 400-fach x 1/3 Zoll Kamera

Oft ist es hilfreich, Symplasten auch intuitiv zu betrachten. Die Form, Struktur oder Beschaffenheit kann dann Hinweise geben die zur eigentlichen Ursache von körperlichen Beschwerden führen. In der Praxis binden wir solche Hinweise in die Diagnosefindung mit ein, lassen sie aber auf jeden Fall durch ergänzende Testverfahren bestätigen.

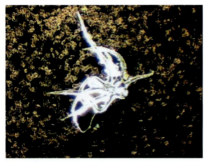

1. Tag

Dieser Symplast erinnert an Bogengänge im Innenohr, vielleicht ein Hinweis auf Ohrgeräusche oder Gleichgewichtsstörungen

Vergrößerung: Objektiv 100-fach x 1/3 Zoll Kamera

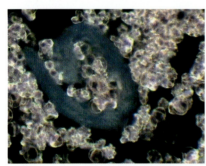

2. Tag

Bläulicher Symplast mit linienartiger Struktur

Vergrößerung: Objektiv 400-fach x 1/3 Zoll Kamera

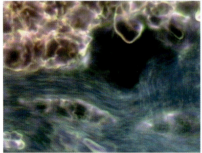

2. Tag

Gleicher Symplast wie oben, nur größer. Es sind feine Linien wie Wellen sichtbar. Hinweis auf eine Wasserader, die die Patientin belastet.

Das wurde von mehreren Therapeuten, durch radionische Testung, unabhängig von einander bestätigt.

Vergrößerung: Objektiv 1000-fach x 1/3 Zoll Kamera

Umweltbelastungen

Umweltbelastungen sind ein Thema, das mehr denn je in den Fokus von Therapeuten rückt. Zu den Umweltbelastungen zählen wir neben den klassischen Störfeldern der Geopathie in immer stärkerem Maße auch Luftverschmutzung, elektromagnetische Strahlungen, Zusatzstoffe in Nahrungsmitteln und chemische Stoffe, die in immer größerer Menge in unser Umfeld einziehen. Diese externen Störfaktoren können die Regulationsfähigkeit des menschlichen Organismus deutlich beeinträchtigen und damit die Heilung von Krankheiten blockieren oder erschweren, aber auch die Ursache von Krankheiten darstellen.

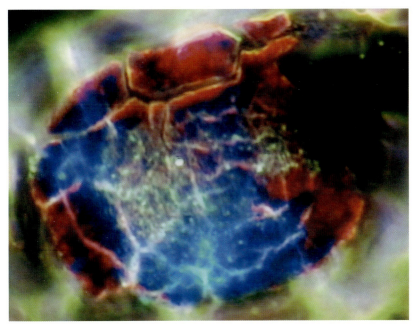

1. Tag: Bunte Einlagerungen in einem Symplast. Solche stark leuchtenden und oft sehr bunten Einlagerungen finden wir in der Praxis sehr häufig bei Patienten mit hoher Schadstoffbelastung.

Vergrößerung: Objektiv 1000-fach x 1/3 Zoll Kamera

Elektromagnetische Strahlungsfelder und Geopathie

Jede Information beeinflusst die Materie. So schwächen natürliche Reizzonen wie Wasseradern, Erdverwerfungen, Gitternetze der Erde unseren Organismus und sind bei chronischen Krankheiten immer zu berücksichtigen. Elektronische Geräte auf Standby, Handystrahlung, gepulste DECT-Telefone, Sendemasten und auch das „ja so bequeme" W-Lan führen dazu, dass wir uns ständig inmitten großer Mengen von Funkstrahlen bewegen.

Insbesondere der Schlafplatz sollte strahlungsfrei sein, da sich der Körper nachts regeneriert. Diese wichtige Funktion wird durch die o.g. Störquellen eingeschränkt. An zweiter Stelle der zu testenden Plätze steht der Arbeitsplatz oder der Platz, an dem man sich hauptsächlich tagsüber aufhält.

Was ist nun diesen Störeinflüssen gemeinsam?

Sie beeinflussen das erdmagnetische Kraftfeld. Die Leitfähigkeit des Bodens und die Neutronenstrahlung sind erhöht (Wasseradern 10mV – Körper ca. 0,07 mV)*. Bei Erdverwerfungen ist eine erhöhte radioaktive Strahlung feststellbar.

Nachfolgend verändert sich die magnetische Polarität (Blutspin) unserer Zellen von einem physiologischen molekularen Rechts-Spin in einen Links-Spin. Unser Blut ist rechtsdrehend wie das Erdmagnetfeld. Hält sich der Mensch lange Zeit in gestörten Zonen auf, dreht sich der Blutspin nach links. Die Änderung des Blutspins reduziert die Selbstregulations- und damit die Heilungsfähigkeit des Körpers enorm. Das Körpermilieu entgleist, das Im-

---

* vgl. *Geopathie und Elektrosmog, PraNeoHom Lehrbuch Band 1, Layena BassolsRheinfelder*

munsystem wird geschwächt und chronische Krankheiten erhalten einen guten Nährboden.

> **Erklärung: Blutspin**
>
> Spin (engl.) bedeutet Drehung. Jede Zelle besitzt eine Eigendrehung. Diese richtet sich nach dem Magnetfeld der Erde aus. Es ist eine Rechtsdrehung und mit ihr entsteht Ordnung im System, Lebenskraft. Sie kennen dies aus der Werbung, rechtsdrehende Milchsäurebakterien im Joghurt werden hier gut verkauft.
>
> Elektrosmog und auch geopathische Belastungen depolarisieren das magnetische Feld und infolge dessen depolarisieren sich die Zellmoleküle. Der Spin ändert sich, die Zellen werden linksdrehend, die Ordnung im System löst sich auf.
>
> Die Selbstheilungskräfte in einem depolarisierten System gehen gegen Null.
>
> Durch das Beispiel des Blutes wissen wir, ändert sich die Polarität, ziehen sich die Zellen an statt sich abzustoßen und es entstehen Blockaden im Stoffwechsel und die bekannten Geldrollen. Diese Energieblockade führt dazu, dass der Körper ungenügend mit Nährstoffen und Sauerstoff versorgt wird. Auch die Zellen des Immunsystems arbeiten nicht mehr optimal.

Unser Nervensystem arbeitet mit einem geringen elektrischen Strom und reagiert auf Magnetismus und andere elektrische und elektromagnetische Felder. Überlagert ein solches Feld den Körper kann dies dazu führen, dass Stoffwechselabläufe mit Fehlinformationen (falsche Befehle über eine geänderte Frequenz) ablaufen und so Schäden und Stress im Körper verursachen. Auch der hohe Eisengehalt in unserem Blut hat magnetische Eigenschaften und reagiert auf Magnetismus. Sie erinnern sich sicher an den

Schulversuch mit Eisenspänen, die sich im Kontakt mit Magneten aufrichten.

Weiter reagiert das Wasser in unserem Körper über seine Clusterstruktur (Speicherung von Informationsketten) darauf.

Gesunde Erdstrahlen wie die Schumann Welle (7,3Hz) und auch die kosmische Strahlung sind für uns jedoch lebenswichtig.

Noch ein Wort zu Grenzwerten:
Sie sind nur auf einzelne Belastungen und eine akute Gefährdung ausgerichtet. Wir leben jedoch mit vielen Belastungen gleichzeitig. Bei mehreren unter den Grenzwerten liegenden Strahlungsquellen kann die Summe durchaus krankmachend wirken. Je länger wir einer schädigenden Strahlungsquelle, auch in niedriger Dosis ausgesetzt sind, desto größer wird die Möglichkeit der Schädigung.

Der „Handyversuch"

Dieser Versuch wurde schon oft durchgeführt – jedoch der Vollständigkeit halber auch hier die „Vorher-Nachher-Bilder".

Im Dunkelfeldmikroskop konnten wir deutliche Veränderungen des lebenden Blutes schon nach einem 10 minütigen Handytelefonat feststellen. Es zeigten sich deutlich mehr Verklumpungen (Agglutinationen) der roten Blutzellen. Die Symbiontentätigkeit war abgeschwächt. Dies sind alles Hinweise auf eine Beeinträchtigung der Regulationsfähigkeit unseres Organismus.

Vor dem Telefonat:

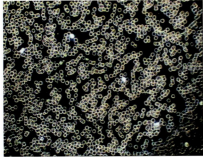 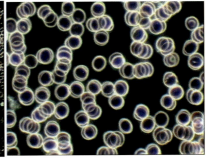

Harmonisches Blut, keine Verklumpungen der Erythrozyten, einige Leukozyten (die hell leuchtenden Zellen)

Vergrößerung: Objektiv 100-fach x 1/3 Zoll Kamera

Schöne runde Zellen.

Vergrößerung: Objektiv 400-fach x 1/3 Zoll Kamera

Direkt Nach einem 10-minütigen Handytelefonat:

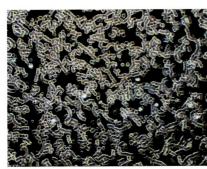 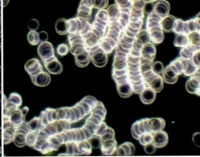

Deutlich sind Agglutinationen (Verklumpungen) der Erytrhozyten zu erkennen.

Vergrößerung: Objektiv 100-fach x 1/3 Zoll Kamera

Deutliche Geldrollenbildung, im linken oberen Viertel eine C-Trichomonde.

Vergrößerung: Objektiv 400-fach x 1/3 Zoll Kamera

Häufigste Beschwerden bei elektromagnetischen Strahlungsfeldern und geopathischen Belastungen sind:

- Reizbarkeit, Nervosität und Unruhe
- Konzentrationsschwäche
- Schlafstörungen, jeder Art, Unwohlsein im Schlaf
- Müdigkeit, Zerschlagenheit trotz ausreichendem Schlaf
- Schwitzen ohne erkennbaren Grund
- Sterilität
- Dunkle Augenränder und Infektanfälligkeit
- Alle chronischen Erkrankungen werden begünstigt.
- Beschwerden, die nach einem Umzug auftraten

Luftverschmutzung

Abgase von Verkehr, Industrie, zunehmende Fein- und Feinststaubbelastungen werden hauptsächlich in die Lunge aufgenommen und können zu Reizungen der Bronchialschleimhaut führen. Je feiner diese Teilchen sind, desto tiefer können sie in das menschliche Bronchialsystem eindringen. Der Köper reagiert mit ständigem Räuspern und Husten, er versucht die eingedrungenen Stoffe wieder loszuwerden. Der Gasaustausch in den Alveolen (Lungenbläschen) wird erschwert. Sowohl die Sauerstoffaufnahme bei der Einatmung wie auch die Kohlendioxydabgabe bei der Ausatmung werden erschwert.

Im Dunkelfeldmikroskop zeigen sich solche Belastungen in verschiedenen Symplastenarten. Auch die Haut als äußerste Hülle des Menschen steht mit diesen Stoffen in Kontakt und es können gerötete Hautstellen bis zu Ekzemen entstehen.

Chemische Belastungen im Alltag

Die gesundheitsschädlichen Auswirkungen von chemisch hergestellten Farben und Holzschutzmitteln sind inzwischen bekannt. Verstecktere Belastungen ergeben sich auch durch chemische Stoffe, die unser Körper aufnimmt. Hierzu zählen Zusatzstoffe in Nahrungsmitteln, Getränkeflaschen aus Plastik, Plastikspiezeuge, behandelte Stoffe und Kleidung. Beispielsweise haben die Ausdünstungen von Gardinenstoffen schon diverse allergische Symptomatiken (bspw. Hautreaktionen, Asthma) hervorgebracht. Weiter sind hier zu nennen: Parfums und Zusätze in Kosmetika (Paraffine, Parabene).

Wir beobachten die Zunahme der „neuen" Krankheiten MCS (Multiple Chemikalien Sensitivität) und CFS (chron. Müdigkeitssyndrom) und stellen in diesem Zusammenhang solche Belastungen fest.

Wie sich genmanipulierte Nahrungsmittel oder auch Nanopartikel auf den menschlichen Organismus auswirken, kann bisher nur spekuliert werden. Auffällig ist jedoch die starke Zunahme von intrazellulär stattfindenden Infektionen.

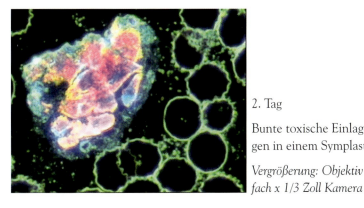

2. Tag

Bunte toxische Einlagerungen in einem Symplasten.

Vergrößerung: Objektiv 1000fach x 1/3 Zoll Kamera

Teil C - Wege zur Harmonie

„Gesundheit hängt davon ab,
ob wir in Harmonie mit unserer Seele sind"
Edward Bach

In einem Sinfonieorchester wird erst bei dem Zusammenspiel aller Instrumente aus einem Musikstück eine wohlklingende Sinfonie. Je besser die einzelnen Musiker ihre Instrumente beherrschen und je besser dirigiert wird, umso harmonischer klingt die Sinfonie. Ähnlich können sie sich die Funktion von Körperzellen, Organen und Organsystemen vorstellen. Erst bei einem Zusammenspiel unzähliger Zellen mit verschiedensten Aufgaben ist Harmonie und somit auch Gesundheit möglich. Entscheidend ist die Qualität des Blutes und die Regulationsfähigkeit des Körpers.

Das Körpermilieu ist von verschiedenen Faktoren abhängig. Dazu gehören die Belastungen, wie im Teil B vorgestellt. Blut und Bindegewebe als idealer Puffer und Ablagerungsort für Schlacken und Giftstoffe, die Ausscheidungssysteme Leber, Darm, Nieren, Lunge und Haut. Das Lymphsystem als Abwehrorgan ist ebenso

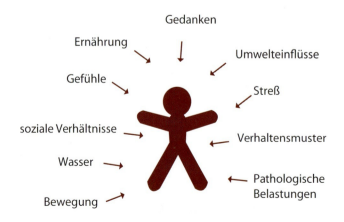

an der Qualität des Milieus beteiligt. Neben der körperlichen – stofflichen Ebene sind natürlich Gefühle, Gedanken und Glaubenssätze ursächlich beeinflussend für unser Körpermilieu.

> Der Weg zur Harmonie führt über die „Leerung des Giftfaß Mensch" hin zur positiven Ausrichtung der Gedanken und Gefühle.

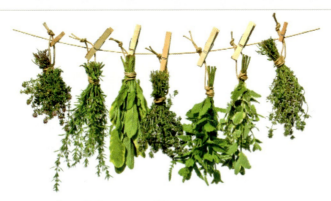

Sanierung des Körpermilieus

Ein guter Anfang ist die Milieutherapie. Sie setzt an der Basis an und kann als sogenannte Grundreinigung bezeichnet werden.

Sie besteht aus drei Säulen:

- Entsäuerung
  Die Regulierung des Säure-Basen-Haushaltes im Körper ist Voraussetzung für gesunden Stoffwechsel und Organfunktionen. Je nach Belastung kann Entsäuerung im extrazellulären Raum, innerhalb der Zellen, oder auch in beiden notwendig sein. Zum Einsatz kommen Basenpräparate der verschiedenen Hersteller, meist in Form von Pulver oder Tabletten. Auch flüssige Entsäuerungsmittel sogenannte Basenkolloide haben sich besonders zur intrazellulären Entsäuerung bewährt.

- Abbau pathogener Wuchsformen der Zykloden, infektiöser Bestandteile im Körper (Pilze, Parasiten, Viren, Bakterien) und Stärkung des Immunsystems.
Die zweite Säule wird vorwiegend getragen mit den von Prof. Dr. Enderlein entwickelten isopathischen Heilmitteln, die von der Firma Sanum- Kehlbeck vertrieben und weiterentwickelt werden.

Die Rizole nach Dr. Steidl sind ebenfalls Mittel, die sich zur Sanierung eines gestörten Milieus bewährt haben. Darüber hinaus wirken sie stark ausleitend über ihren Kräuteranteil. Über ozonisiertes Öl bringen sie Sauerstoff in unterversorgte Gewebe und verbessern die Blutqualität.

- Ausleitung
Dazu gehören das Lösen der Schlacken aus dem Gewebe und den Zellen, die Bindung der gelösten Schlackenstoffe und nicht zuletzt die Unterstützung der Ausleitungsorgane Leber, Nieren und Lymphe.

Für die Unterstützung der Ausleitungsorgane kommen verschiedene Methoden der Naturheilkunde in Frage. Vom Kräutertee über Urtinkturen von Kräutern bis zum homöopathischen Mittel. Sehr gute Erfahrung haben wir mit spagyrischen Mitteln, Zeolith-Präparaten und verschiedenen Süßwasseralgen gemacht.

Zur gezielten Korrektur des Körpermilieus praktizieren wir die Untersuchung des Blutes mit der Dunkelfeldmikroskopie, wobei das Präparat mehrere Tage bewertet wird. Zusätzlich nutzen wir die Radionik, um spezifische Belastungen quantitativ zu testen und die therapeutischen Maßnahmen festzulegen.

Ernährung

Ein wichtiger Baustein für uns ist die Ernährung. Im Kapitel über den Säure-Basen-Haushalt haben wir dies bereits angesprochen. Literatur über basen- und säurebildende Lebensmittel finden sie in jeder Buchhandlung. Vergessen Sie darüber jedoch nicht, die individuelle Reaktion auf ihre Nahrung mit ein zu beziehen. Jeder Mensch verstoffwechselt die Nahrungsmittel unterschiedlich.

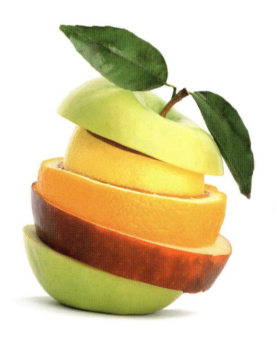

Bevorzugen Sie frische, nicht behandelte Lebensmittel ohne chemische Zusatzstoffe oder Zucker. Sie sollten auf heimischen Böden gewachsen sein und je nach Saison verwendet werden. Die Natur bringt das hervor, was zu unserem Klima passt und damit unseren Körper unterstützt. Pflanzliche Lebensmittel sind denen tierischer Herkunft vorzuziehen.

Zusatzstoffe, Geschmacksverstärker (Glutamat) und Zucker sowie Zuckerersatzstoffe wirken säurebildend, belasten den Leberstoffwechsel und wirken als Suchtstoffe. Über einen längeren Gebrauch dieser Stoffe verlieren wir den natürlichen Zugang zu unserem inneren Wissen darüber, welche Nahrung wir gerade benötigen.

Schweinefleisch und die meisten Wurstwaren – denn Sie enthalten Schweinefleisch – sollten vermieden werden. Hierin sind viele Toxine und Säuren gespeichert, die in der Leber nur schwer entgiftet und daher meist direkt in unseren Körper eingelagert werden.*

> Vergessen Sie bei allem nicht den Genuss, die Freude und Dankbarkeit, mit der wir jedes Essen in Ruhe zu uns nehmen sollten, die Grundhaltung bestimmt auch die Wirkung.

Bei Unverträglichkeiten und Allergien lohnt es sich, seine Ernährung genauer unter die Lupe zu nehmen. Sind sie nach dem Essen häufig müde oder rast der Puls, wenn Blähungen, Hautreaktionen oder auch Hüsteln auftreten, könnte es nützlich sein bestimmte Lebensmittel aus der Ernährung zu streichen. Häufig sind dies Kuhmilchprodukte, Weizen, Hühnereier, Soja oder auch Lebensmittel die viel Histamin enthalten.

Wasser

Wasser ist die Grundlage allen Lebens auf der Erde. Etwa 70% unseres Körpers und auch der Erde bestehen aus Wasser. Es ist für alle Funktionen unseres Körpers wichtig. Chemisch hat Wasser eine einzigartige Struktur. Diese ermöglicht ihm auch die Speicherung von Informationsketten, sogenannter Cluster.

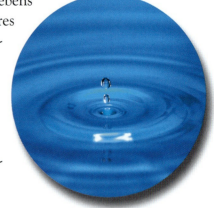

---

* *siehe auch C.F. Clausen, Homotoxikologie, Baden-Baden 1988 S.27 ff*

Daher ist die Trinkwasserqualität so wichtig für uns. Verunreinigt mit Metallen, evtl. Bakterien, Hormonen, Medikamentenresten und weiteren Schadstoffen sind Auswirkungen auf die Gesundheit vorprogrammiert. Quellwasser hat keine Cluster negativer Informationen. Energetische Harmonisierungsverfahren lösen die im Wasser vorhandenen Cluster auf. Solches Wasser ist günstig für uns und unterstützt sogar die Ausleitung, in dem es Toxine an sich bindet. Verschiedenste Filter- und Harmonisierungssysteme zur Verbesserung der Wasserqualität sind im Handel erhältlich.

Der japanische Forscher Masaru Emoto hat mit seinen Untersuchungen und den bekannten Wasserkristallbildern gezeigt, dass Wasser nicht allein auf Schadstoffe, sondern auch auf Worte und Emotionen reagiert. Es bildet entweder vollständige Kristalle aus oder bleibt in einer diffusen Struktur.
Die Einstellung und die Gedanken des Forschers gegenüber dem Wasser bilden sich ebenfalls ab.*

Da Wasser in alle Zellen gelangt, übermittelt es seine Informationen in den gesamten Körper.

Hier kommt noch die Menge ins Spiel. Natürlich reicht kein einzelnes Glas Wasser um viele Schadstoffe auszuleiten. Die Trinkmenge sollte über den Tag verteilt 1,5 bis 3 l betragen. Dies sind lediglich Richtwerte, die je nach Körpergröße oder Vorerkrankungen individuell mit ihrem Therapeuten abgestimmt werden sollten.

---

* *Masaru Emoto: Die Botschaft des Wassers und Die Antwort des Wassers Koha Verlag Burgrain 2002*

Wasser als Medizin?

Hier ist das von Wilfried Hacheney entwickelte Verfahren zur Nanodynamisierung von Wasser interessant. Wilfried Hacheney ist ein Pionier der neuen organischen Physik. Sie betrachtet Wasser als organisches Element und geht somit weit über herkömmliche mechanistische Denkmodelle hinaus. Hier geht es um innere Strukturen, innere Hohlräume und innere Bewegungsenergien des Wassers und das alles im Nanobereich. Die Nanodynamisierung ist ein von Wilfried Hacheney entwickeltes Verfahren, das Formbildekräfte, Zugkräfte und Bewegungsenergie im Nanobereich ins Wasser einbringt. Er bezeichnet das Ergebnis als Hyperwasser.*

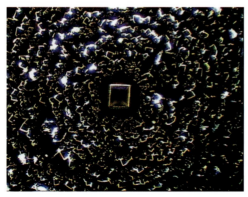

Formbildekräfte von isotoniertem Hyperwasser

Ein Versuch:

Wir führten 2009 einen Versuch mit 17 Probanden durch, die zweimal täglich 15 Tropfen isotoniertes Hyperwasser einnahmen. Zusätzlich erhielten sie Froximun, ein Zeolith-Präparat mit guten Eigenschaften zur Ausleitung toxischer Stoffe. Der Versuch wurde über einen Zeitraum von 3 Monaten durchgeführt. Zu Beginn

---

* Weitere Informationen unter www.wilfried-hacheney.de und unter www.nanovital.de

und am Ende des Versuchs führten wir eine Untersuchung des Blutes mittels Dunkelfeldmikroskop und eine radionische Testung durch.

Wir bewerteten die Lebensdauer des Blutes, die Regulationsfähigkeit des Körpers auf Belastungen und die Vitalität der Probanden.

Die Lebensdauer der Präparate übertraf bei der Kontrolluntersuchung bei allen Teilnehmern die 3 Tage-Marke. Diese wurde zum Teil deutlich (12 Tage) überschritten.

Die Körperliche Regulationsfähigkeit war bei 65 % der Teilnehmer verbessert.

Die Vitalität verbesserte sich bei 71 % der Teilnehmer.

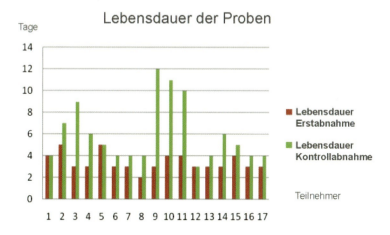

Hyperwasser kann die Qualität des Blutmilieus verbessern. Dadurch werden Selbstheilungskräfte aktiviert und Funktionen von Organsystemen verbessert.

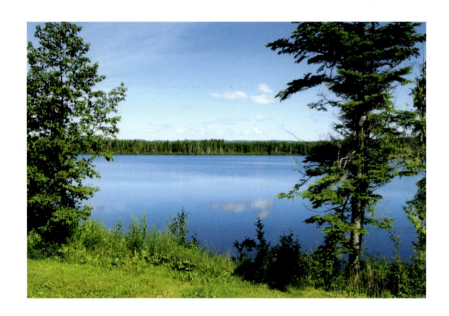

Umwelteinflüsse harmonisieren

Wir haben beschrieben, dass unsere Umwelt unsere Harmonie empfindlich stören kann. Ein wesentlicher Punkt für Wohlbefinden und Heilung ist deshalb die Entstörung bzw. Harmonisierung dieser Störquellen, d.h. dass alle unverträglichen Strahlenbelastungen und Informationsfrequenzen so harmonisiert werden, dass sie verträglich für uns sind und im Idealfall ein förderliches Feld bilden.

Es gibt auf dem Markt sehr viele Anbieter entsprechender Technologien. Je nach Belastung, die am besten durch einen professionellen Geopathologen oder Rutengänger geprüft wird, können verschiedene Verfahren zum Einsatz kommen.

Sie sollten dies prüfen lassen, wenn Sie die vorne (Kap. Umweltbelastungen) beschriebenen Symptome bei sich oder in ihrer Familie vorfinden.

Damit Sie schon mal selbst tätig werden können, ein paar Tipps:

Störquellen so weit als möglich entfernen:

- Netzfreischalter einbauen, um die Strombelastung nachts zu vermindern.
- Auf Metallteile und Spiegel, Fernseher, Computer, Radiowecker und Handys im Schlafzimmer verzichten.
- Auf Mikrowellengeräte verzichten.
- Keine elektrischen Geräte im Standby Betrieb laufen lassen.
- Abgeschirmte Kabel verwenden (Elektriker fragen).
- Ausschließen, dass Heizungsbrenner oder elektrische Geräte unter dem Schlafzimmer ein Feld aufzubauen.
- Neonlampen, Halogenlampen und Dimmer ausrangieren.
- Schnurlose Telefone.
- Vorsicht bei Energiesparlampen (Quecksilber)
- Auf W-Lan verzichten.
- Umstellen des Bettes.
- Fußbodenheizung – Potenzialausgleich zur Ableitung durch einen Elektriker durchführen lassen.

---

vgl. Energie-Pflanzen im Haus, Eva Katharina Hoffmann, Schirner Verlag und Geopathie und Elektrosmog, PraNeoHom Lehrbuch Band 1, Layena Bassols Rheinfelder

Energetische Entstörung:

- Geometrischen Zeichen und Symbole harmonisieren geopathische Belastungen und E-Smog.
- Orchideen und Bubiköpfchen wirken gegen Elektrosmog.
- Grünlilien, Efeu, Drachenbaum, Philodendron u.w. bauen chemische Schadstoffe ab.
- Bergkristall, Rosenquarz oder auch schwarzer Turmalin harmonisieren; hierbei bitte beachten dass die Steine oft und regelmäßig entladen werden müssen.
- Seidene Unterwäsche schirmt ab.

Bewegung, Körpertherapie und Wellness

Wie die Überschrift schon sagt geht es hier um Aktivität, Entspannung und Wohlbefinden.

Dieses Feld kann man grob in zwei große Gruppen teilen: Aktive und passive Formen, die beide positive Einflüsse auf die Gesundheit haben.

Die aktiven Disziplinen fördern eher Kraft und Ausdauer, verbessern die Koordination und auch die Körperwahrnehmung. Bewegung, vorzugsweise an der frischen Luft, fördert die Sauerstoffaufnahme, regt den Stoffwechsel an und trainiert den Körper. Nach Studien ist schnelles Gehen eine der gesündesten Formen körperlicher Betätigung. Sportliche Aktivitäten auf einem gesundheitsfördernden Niveau, ohne Leistungsdruck und Ranglisten, tragen zur ganzheitlichen Heilung bei und sollten je nach Neigung regelmäßig durchgeführt werden.

Die passiven, häufig sehr angenehmen Möglichkeiten sind jedem von uns als Wellness bekannt. Hier steht der Aspekt der Entspannung im Vordergrund. In den letzten Jahren hat sich ein breites Angebot etabliert, aus dem wieder individuell ausgewählt werden kann. Ob es ein klassischer Saunabesuch, ein orientalisches Hamam oder Massagen mit heißen Lava- und kalten Marmorsteinen sein soll, der Fantasie sind kaum Grenzen gesetzt.

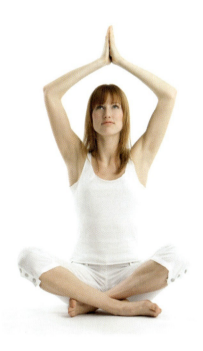

Auch Physiotherapie, klassische Massagen, craniosacrale Therapie und Osteopathie sollen hier erwähnt werden. Da bei vielen orthopädischen Indikationen wie blockierten Wirbeln, Problemen der Körperstatik oder verhärteten Muskeln mit diesen Therapien Verbesserungen der Symptomatik erreicht werden.

Ob aktive oder passive Methoden, Entspannung und Wohlbefinden werden gefördert und so ein weiterer Schritt Richtung ganzheitlicher Heilung getan.

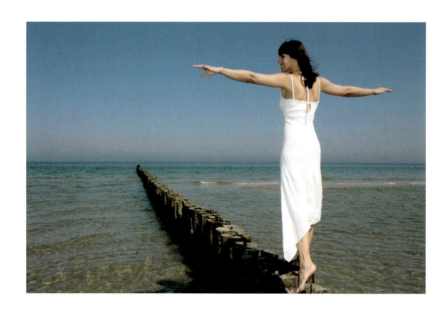

Selbst-Bewusste Lebensgestaltung

Die bewusste Lebensgestaltung beginnt bei der Planung des Tagesablaufes, die Prioritäten setzen Sie selbst. Viele rennen wie ein Hamster in einem Laufrad, ohne Pause durch den Tag und durchs Leben. Mit den Gedanken schon immer bei der nächsten Aufgabe. Der tägliche Kleinkram beschäftigt von früh bis spät. Ständige Informationen führen zu Reizüberflutung. Das erzeugt Stress und bringt Sie weiter aus „Ihrer Mitte".

Zur Ruhe und zur Mitte zu kommen ist wichtig, um die sogenannte innere Stimme bewusst wahrzunehmen. Diese gibt nämlich wichtige Impulse, die, wenn sie „gehört" werden jeden individuell zu Selbstverwirklichung und Freiheit führen können.

Wie gelingt das?

Die täglichen Aufgaben gelingen leichter, wenn sie mit einer Haltung der Aufmerksamkeit und Freude ausgeführt werden. Diese Aufmerksamkeit bringt Sie ins „Hier und Jetzt" - Sie sind bei der Sache.

Wie so häufig im Leben sind Selbstdisziplin und Übung die Schlüssel zum Erfolg. Um zur Ruhe zu kommen und das eigene Ich zu finden, gibt es ein schier unbegrenztes Feld von Möglichkeiten. Die persönliche Neigung sollte der entscheidende Faktor zur Auswahl einer Technik sein. Hier einige Vorschläge:

- Entspannungstherapien
- Meditationstechniken
- Sanfte Bewegungsformen wie z.B. Yoga, Qi Gong, Tai Chi
- Atemübungen
- Kinesiologie
- Chanten (heilsames Singen)
- Cranio-Sacrale-Therapie
- Energiearbeit wie z.B. Reiki, Quantum Healing

Hören Sie auf Ihre innere Stimme und Sie werden zum richtigen Zeitpunkt die passende Technik finden.

Hier drei Beispiele:

Der dreistufige Atem - um Ruhe zu finden

Die Atmung ist einer von vielen Rhythmen im menschlichen Körper. Wir können einige Tage ohne Wasser, viel länger ohne Nahrung, aber nur wenige Minuten ohne Atmung leben. Hier wird die Stellenwert der Atmung deutlich. Mit Atemtechniken kann man u.a. Konzentration steigern, den Organismus mit Energie füllen, Frust ablassen, ruhig werden.

Für diese Übung setzen oder legen Sie sich hin und schließen die Augen. Nun atmen sie durch die Nase ein und zählen dabei bis acht. Die Luft nun anhalten und wieder bis acht zählen. Nun ausatmen, dabei rückwärts von acht bis null zählen. Ca. 10 mal wiederholen.

Diese Übung lässt sie zur Ruhe kommen, dem Alltag entfliehen.

Atmen verbindet das Individuum mit dem Universum.

Zwei schöne Sätze von Swami Vishnu-Devananda:

Pranayama* ist das Bindeglied zwischen geistigen und körperlichen Disziplinen. Obgleich physisch, liegt seine Wirkung darin, den Geist zu beruhigen, zu klären und auszugleichen.

*(Lehre von der Atemkontrolle)

Augenachter - zur Integration der Gehirnhälften

Das Großhirn ist in rechte und linke Gehirnhälfte unterteilt, diese sind über einen sog. Balken miteinander verbunden. Die linke Gehirnhälfte ist u.a. analytisch, bewertend und zeitorientiert ausgerichtet. Die rechte Gehirnhälfte ist u.a. ganzheitlich, nicht bewertend und kreativ ausgerichtet. Meist ist die linke Gehirnhälfte dominant. Sobald die Gehirnhälften gleichrangig arbeiten, werden Signale aus dem Körper deutlicher wahrgenommen. Diesen Ausgleich kann man mit der Augenachter-Übung erreichen.

Vorübung:

Setzen Sie sich bequem, möglichst aufrecht gerade hin. Kopf gerade aus.

Nun beginnen Sie mit den Augen Kreise zu beschreiben (nach oben beginnen). Nur die Augen, der Kopf bleibt unbeweglich. Wenn die Kreise rund werden auch Kreise in die andere Richtung.

Jetzt die liegende Acht, in der Mitte nach oben beginnen (erst rechts, dann links). Sehen Sie in Gedanken eine liegende Acht und folgen Sie mit den Pupillen. Der Mittelpunkt sollte direkt vor der Nasenspitze sein, die Kreise rechts und links gleich groß.

Sie entspannen die Augenmuskulatur, die Wahrnehmung von rechter und linker Gehirnhälfte wird „in die Mitte geholt" (integriert). Nebenbei stabilisieren Sie die obere, tiefe Halsmuskulatur.

Entspannung des Bauchraums bei Stresssituationen,
den Solarplexus öffnen

Der Solarplexus, die sogenannte Sonne des Körpers, ist ein Nervengeflecht im Bauchraum, das zum vegetativen Nervensystem gezählt wird. Aussprüche wie: Ein flaues Gefühl im Magen oder das schlägt mir auf den Magen, zeigen an, dass sie nicht in Harmonie mit ihrem inneren Wesen sind. Solche Stresssituationen können Sie positiv beeinflussen, bei dieser Übung über Reflexzonen der Hände.

Die Handinnenfläche einer Hand ansehen, dann eine Hohlhand formen. Der tiefste Punkt ist der Reflexpunkt. Jetzt mit dem Daumen der anderen Hand diesen Punkt 3 bis 4 Sekunden gedrückt halten, nicht pumpen oder massieren. Diese Übung beidseitig durchführen.

Sie erreichen Ruhe und Gelassenheit.

Wir wünschen Ihnen ein harmonisches Körpermilieu!

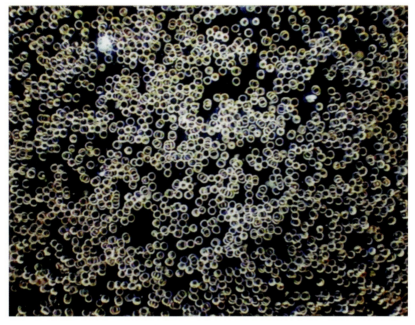

Sehr schönes harmonisches Blutbild

Vergrößerung: Objektiv 100-fach x 1/3 zoll Kamera

Anhang:
Radionik

Radionik ist ein energetisches Test- und Regulationssystem, das heute meist mit computergesteuerten elektronischen Apparaturen Verwendung findet. In unserer Praxis benutzen wir die Radionik als quantitatives Analysesystem in Verbindung zur Dunkelfelduntersuchung. Die Testung führen wir mit dem MK12 der Firma Bruce Copen durch.

Der Name ist von **Radi**ation (Strahlung) und Elekt**ronik** abgeleitet. Begründet wurde die Radionik von Dr. Albert Abrahams, 1863 geb. in San Francisco - 1924, der in den USA und Deutschland Medizin studiert hat. Er entdeckte, dass Krankheiten bestimmte Töne beim abklopfen des Bauches produzieren, also dass jede Krankheit über ein spezifisches Schwingungsmuster hat und mit zugehörigem Ton zu identifizieren ist. Abrahams folgerte dass „Krankheit weniger eine Störung auf zellulärer Ebene als vielmehr ein Ungleichgewicht der Elektronen in den Atomen des Körpers ist"* (S.20). Mit Hilfe von Widerstandmessern begann er Grundwerte von Krankheiten zu ermitteln. Zuerst am Patienten selbst und später über eine neutrale Versuchsperon im Stromkreis.

Diese grundlegenden Forschungen wurden weiterentwickelt von Dr. Ruth Drown (1892-1962) in den 30er Jahren des letzten Jahrhunderts in Hollywood, die die Fernbehandlung von Patienten mittels einer Patientenprobe einführte. Die Fernbehandlung wird heute noch „Senden" genannt. Die Versuchsperson wurde durch eine Detektorplatte ersetzt, auf der sich die Reaktion in Form von Anziehung zeigt. Diese Platte wird heute noch in dem oben genannten Gerät genutzt. Sie entwickelte eine Radionik Kamera

---

* David V. Tansley, Radionik, Essen 1989

und machte Fotos auch von Menschen die tausende Kilometer weit entfernt waren.

Gleichzeitig wurde in England das radionische Verfahren weiter erforscht. Zu nennen ist hier der Ingenieur George De LA Warr (1904-1969), der die Geräte wegweisend weiterentwickelte.

Das radionische System der Bruce Copen Laboratorien erkennt die typischen Schwingungsmuster über Zahlenwerte, die nach einem kabbalistischen System* ermittelt wurden. Diese werden Raten genannt. Beispielsweise die Organsysteme, Belastungen wie Bakterien, Pilze , Viren oder auch geopathologische Störungen, Elektrosmog oder die Chakraenergien. Die Patientenprobe wird in Beziehung dazu gesetzt und bei Resonanz kann man über eine Skala die Höhe der Belastung erkennen. Ebenso können Heilmittel ausgetestet werden, indem man sie mit in den Kreislauf einbringt und sieht, wie sich die Resonanz verändert bzw. im Idealfall aufhebt. Die Verfasserin arbeitet ergänzend mit dem computergestützten auf Lichtquantenbasis arbeitenden radionischen System *TimeWaver med*. Mit neuer Technologie und umfangreichen Datenbanken aus allen Lebensbereichen werden ursächliche Belastungen im Informationsfeld des Menschen oder von Objekten erkannt und optimiert.

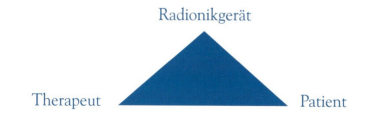

In dem zur Kabbala gehörenden Buch Zohar ist ein System beschrieben, mit dem Informationen in Zahlenreihen ausgedrückt werden können. Das Wissen um die Numerologie oder die Bedeutung der Zahlen wurde in allen alten Hochkulturen angewandt und erfährt in der modernen Physik eine Renaissance.

Technik - MST Mikroskope

Angewandte Dunkelfeldmikroskopie

Eine zusammenfassende Darstellung für die Untersuchung am vitalen Blut.

Die sogenannte Dunkelfeldmikroskopie wird im Gesamtspektrum der Mikroskopie nicht allzu häufig eingesetzt. Sie ist eher die Ausnahme.

Die Ursachen liegen an der Mikroskopier-Methode. Sie wird hauptsächlich angewendet, um in kontrastarmen Präparaten (z. B. Blut) das zu mikroskopierende Objekt noch analysieren zu können.

- die Präparate werden nicht manipuliert (z.b. durch Färbungen)
- man kann mit hohen Vergrößerungen (bis an die physiologische Sehgrenze) mikroskopieren
- es werden im Präparat Objekte sichtbar, die mit anderen Verfahren nicht oder nur schwer erkannt werden

Aus der Analyse des Präparates gewinnen wir Erkenntnisse, die sowohl qualitativer als auch quantitativer Natur sind. Mikroskopisch bedarf es damit einer speziellen Technologie und einer etwas anspruchsvolleren Bedienung/Handhabung des Mikroskops.

Der Kondensor im Dunkelfeldmikroskop stellt das zentrale optische Bauelement dar und gibt dem Mikroskop und dem Verfahren seinen Namen.

Mit diesem Bauelement werden die Beleuchtungsverhältnisse im Präparat so verändert, dass die Präparatebestandteile von der Seite und das im gesamten Azimut, also über 360 °, beleuchtet werden.

Nebeneffekt ist dabei, dass im Bild dann der Hinter- und der Vordergrund ausgeblendet bzw. nicht beleuchtet werden. Hinter- und Vordergrund stellen sich schwarz dar.

Das geschieht aber nur dann, wenn an den zum Einsatz kommenden Objektiven ein kleinerer Öffnungsdurchmesser als der Bereich, der durch das schräg austretende Beleuchtungslicht überstrichen wird, vorhanden ist.

Eine wesentliche Verbesserung dieses eben beschriebenen optischen Effekts wird durch die Verwendung von Immersionsöl, das zwischen Kondensor und Präparat als Tropfen gelegt wird, erreicht. Dieses Öl mit einem höheren Berechungsindex (Brechungsindex größer 1,516 bis 1.518) ersetzt hier einfach das Medium Luft (Brechungsindex = 1,0).

Damit wird einfach der Winkel des schräg austretenden Lichtes weiter vergrößert. Je größer nun der Brechnungsindex des Öles ist, desto schräger wird das Licht in das Präparat eingeleitet.

Man erkennt hier eine für die Anwendung des Dunkelfeldes entscheidende Arbeitsbedingung. Der Dunkelfeldkondensor muss exakt in die optische Achse des gesamten Optiksystems des Mikroskops justiert werden.

Nur dann ist ein reales und effektives Mikroskopieren im Dunkelfeld möglich.

Das man für das Mikroskopieren im Dunkelfeld mehr Beleuchtungslicht benötigt als bei anderen Mikroskopiermethoden, ergibt sich aus der Lichtführung und letztendlich in der Bilddarstellung:

- Hinter – und Vordergrund sind schwarz dargestellt

- die mikroskopischen Bestandteile des Präparates werden seitlich beleuchtet!

Die Bildqualität in der Dunkelfeldmikroskopie hängt in erster Linie von der Qualität der Mikroskoptechnologie und der zum Einsatz gebrachten Optik ab.

Das Bild sollte dabei vom Bildrand zu Bildrand (gesehen über die Bildmitte), also über das gesamte Bildfeld klar und kontrastreich in allen Vergrößerungsstufen dargestellt werden. Das gelingt nur mit plan - achromatischen Objektiven, weil diese in ihrer Optik so konzipiert sind, dass sowohl die Farbe als auch die Geometrie des zu analysierenden Objektes möglichst realitätsgetreu dargestellt werden. Kommen solche Objektive zum Einsatz, dann wird die Bildbetrachtung in allen Vergrößerungen entspannt und eindeutig und mögliche Verzeichnungen in Farbe und Geometrie führen nicht zu fehlerhaften Interpretationen.

Hochwertige Okulare sind dann eine selbstverständliche Voraussetzung. Man sollte auf Systeme mit relativ hohem Pupillenabstand (Brillenträger) und großen Bildfeldern (Sehfeldzahl: 20) orientieren. Augenmuscheln zur Fremdlichtabschattung sind sinnvoll.

Die Ausstattung der Mikroskope mit einem Video-/Fototubus hat sich in den letzten Jahren als zwingend entwickelt. Die Bildqualität, die per Video - oder Fotokameras erreicht werden sind hinreichend gut. Qualitätsbegrenzend sind hier lediglich die angeschlossenen Monitore bzw. oder PC – Systeme mit ihren jeweiligen Digitalisierungstechnologien.

Text von Hr. Fischer, Firma MST

Die Autoren

Angelika Francia Dlouhy

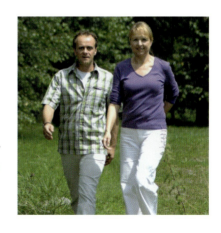

1958 in Kassel geboren, studierte ich Erziehungswissenschaften, Soziologie und Psychologie in Berlin mit dem Abschluss als Diplompädagogin und arbeitete 12 Jahre in diesem Beruf. Mein persönliches Interesse richtete sich bald auf ganzheitliche Therapieformen, die den Menschen und seinen persönlichen Heilungsweg in den Mittelpunkt stellen. Es folgten eigene Studien, angefangen bei vollwertiger Ernährung über Yoga, Meditation und Massagetherapien bis hin zu energetischen Heilverfahren.

Seit 1994 arbeite ich als Heilpraktikerin mit den Schwerpunkten Reflexzonentherapie, biophysikalische Testverfahren, Praxisorientierte Neue Homöopathie®, Dunkelfeldmikroskopie und Radionik (Time-WaverMed).

Ralf Hofmann

1965 in Hof / Oberfranken geboren. Nach Berufsausbildungen zum Physiotherapeuten und Heilpraktiker in eigener Praxis tätig.

In meiner ganzheitlich orientierten Praxis hat die Dunkelfeldmikroskopie einen festen Platz. Parallel dazu arbeite ich mit radionischen Testverfahren, Cranio-Sacraler Therapie, Manueller Therapie, klassischen Massagen und Klangtherapie mit verschiedenen Instrumenten.

Kontaktdaten:

Weitere Informationen zum Buch und aktuellen Vorträgen, sowie der Kontakt zu unseren Praxen unter:

www.Blut-SpiegeldesLebens.de

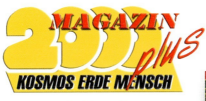

Das maßgebende und aktuellste Magazin...

...im deutschsprachigen Raum für die Themenbereiche:

- Wirtschaft-Macht-Politik
- Medizin
- Zeitgeschichte
- Freie Energie
- Alternative Techniken
- Grenzwissenschaften
- Esoterik und Spiritualität
- Mystik
- Kornkreise
- UFO-Forschung

Ihr Magazin 2000plus informiert Sie seriös, kompetent und mutig über die neuesten Erkenntnisse und Entdeckungen, die von den Massen-Medien nur oberflächlich oder gar nicht erwähnt werden.

Magazin 2000plus erscheint alle zwei Monate! Hinzu kommen ca. sechs Spezialausgaben im Jahr. 100 Seiten, farbig; mit vielen Exklusiv-Berichten und Artikeln führender Forscherinnen und Forscher aus aller Welt.

**Fordern Sie ein kostenloses Probeexemplar an:
Magazin 2000plus E-Mail:** mail@magazin2000plus.de

ISSN: 1434-3088
Abonnementpreise: 6 Ausgaben
Deutschland: EUR 40,00
Europa: EUR 49,00
Luftpost u. sonstiges Ausland: EUR 60,00
Erscheinungsweise: monatlich

Argo-Verlag, Sternstraße 3, 87616 Marktoberdorf
Tel: 0 83 49 - 920 44-0, Fax: 0 83 49 - 920 44 49

Bestellen im Internet: www.magazin2000plus.de

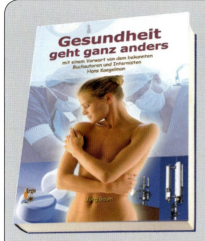

Jörg Baum

Gesundheit geht ganz anders

mit einem Vorwort von dem bekannten Buchautoren und Internisten Hans Kaegelmann

Dieses Buch mit seinen darin enthaltenen Informationen soll Ihnen, lieber Leser einen eigenverantwortlichen Umgang mit Gesundheitsfragen erleichtern und einige mögliche Alternativen aufzeigen.

Die Informationen sollen dazu beitragen, dem Arzt die richtigen Fragen stellen zu können und nicht jede Antwort einfach zu akzeptieren.

Sie sind jedoch nicht als medizinische Ratschläge gemeint und können auch nicht den Gang zu einem Arzt oder Heilpraktikers ihres Vetrauens einholen.

Dieses Buch soll zum Denken anregen – nicht überreden.

Hardcover · 300 Seiten
23,00 EUR
ISBN: 978-3-937987-51-4

Bestellen im Internet: www.magazin2000plus.de

Prof. M. Sietz

Mystik und Psalter – Psalmenmystik

Euro 14,90 [D] • 15,40 [A] • 23,50 [CHF]

Hardcover, 120 Seiten
ISBN: 978-3-937987-59-0

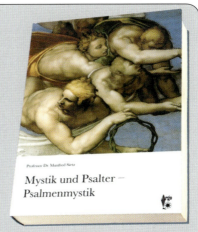

Ein Mystiker von heute beschreibt seinen meditativen Weg nach innen beeindruckt und begleitet von der tiefen Aussagekraft der Psalmen.
Wegbegleitend erhalten mystische Lebenserfahrungen und Erlebnisse einen Rahmen durch ein Psalmenbrevier:

Psalmen für jeden Tag als wirksame Meditationshilfen.

72 ausgewählte Psalmentexte führen zur Positionsbestimmung zwischen dem persönlichen „Ich" und dem göttlichen „Du".
Sie zeigen den Weg in das Labyrinth des Lebens,
in dessen Zentrum das „Ich" und das „Du" miteinander verschmelzen.

Bestellen im Internet: www.magazin2000plus.de

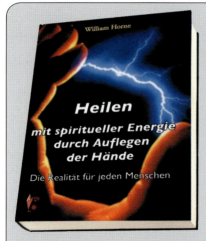

William Horne

Heilen

mit spiritueller Energie
durch Auflegen der Hände

Hardcover, mit ca. 30 farbigen
Abbildungen, 66 Seiten
ISBN: 978-3-937987-28-6
Euro 16,00

In diesem Buch wird das Phänomen der unsichtbaren Energie aus dem Universum in Verbindung mit dem Fließen der Energie durch unsere Hände verdeutlicht.

Die Beispiele aus der Bibel, aufgezeichnet durch die Apostel, beweisen, daß diese Energie von „OBEN", von Gott kommt und weder käuflich noch verkäuflich ist!

Ebenso die Symbole; hier beweist der Autor, daß die Symbole Tausende von Jahren alt sind und meist aus dem östlichen Bereich unserer Welt kommen.

Kein Volk, keine Religion kann behaupten, daß nur sie das Alleinrecht darauf hat. Dieses gilt gleichermaßen auch für sogenannte esoterische Gruppen.

Jeder, der sich dazu berufen fühlt und der an sich selbst arbeitet, sich mit der Wahrheit – Gott, sowie Wissen und nicht GLAUBEN auseinandersetzt, wird zu diesem Ziel gelangen.

Bestellen im Internet: www.magazin2000plus.de

Heike Reuther-Puhl
Die Schatten unseres Karmas

Hardcover · 176 Seiten
EUR 16,00 (D) · EUR 16,50 (A) · CHF 25,30
ISBN 978-3-937987-99-6

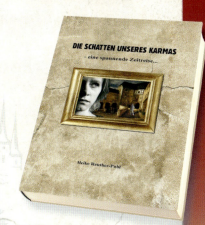

Eine bislang nie erfolgte spannende Zeitreise von 1700 bis heute !

Die Frage nach: „Leben wir nur einmal?" beschäftigt immer mehr Menschen auf der ganzen Welt! Jahrtausende alt ist der Glaube an Reinkarnation. Im Zeitalter der Quantenphysik ein immer mehr diskutiertes Thema. Längst haben sich Spiritualität und Wissenschaft vereint und bringen gemeinsam neueste Erkenntnisse hervor!

Überwinden Sie liebe Leser Raum und Zeit und entdecken den Sinn von Tod und Wiedergeburt. Authentisch, mutig und offen, unter Einbeziehung wissenschaftlicher Aspekte schildert die Autorin in Romanform mit Sachbuchcharakter, den Sinn von Karma - dem geistigen Gesetz von Ursache und Wirkung! Dabei wechselt die Hauptperson über mehrere Jahrhunderte selbst das Geschlecht - denn „Seele" ist auf der feinstofflichen Ebene als reines Beuwußtsein angesiedelt und es interessiert nicht, ob man als Frau oder Mann existiert...

Liebe in dieser Bewußtseinsebene urteilt bzw., beurteilt nicht mehr, sondern sie „ist"!

Ein Buch, das ganz sicher als Orientierung dient, um bestimmte Sichtweisen neu zu überdenken!

Bestellen im Internet: www.magazin2000plus.de

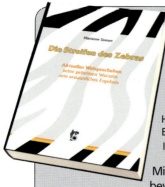

Marianne Streuer
Die Streifen des Zebras

Aktuelles Weltgeschehen seine geheimen Wurzeln - sein erstaunliches Erlebnis

Hardcover · ca. 486 Seiten
EUR 26,90 (D) · EUR 27,70 (A) CHF 42,20
ISBN: 978-3-941800-00-7

Mit diesem Buch zeichnet die Autorin ein Bild von bewiesener Vergangenheit, sich beweisender Gegenwart bis in die Wahrscheinlichkeit einer wunderbaren Zukunft. Die tiefliegenden Ursachen dafür, daß es in der Welt zur Zeit so aussieht, sind kosmischer Natur.
Unwiderlegbar wird dies durch astronomische Daten der vergangenen 13 000 Jahre dargestellt. Die Menschen machen daraus irdische Wirklichkeit. Diese kosmisch-geistigen Tatsachen erklären die aktuellen, geradezu erschreckenden Entwicklungen im Finanzwesen, in Wirtschaft, Politik, Sozialwesen. Sie machen deutlich, warum und wozu die Menschheit die allgemeinen Herausforderungen gerade jetzt und auf solch globaler Ebene erlebt. Durch den Wandel ist die Vergangenheit mit einer guten, unvorstellbar schönen Zukunft verknüpft.

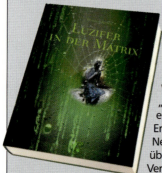

Markus Kuhn
Luzifer in der Matrix

Sind Verschwörungstheorien ernst zu nehmen? Was ist wirklich in Fatima passiert? Wer sind die Hauptprotagonisten des „Neuen Zeitalters" und auf welche Weise entstand New Age?
Erstmalige Enthüllungen über die Entstehung von New Age und vielfach unbekannte Informationen über „Fatima" machen es möglich, daß Verschwörungstheorien und reale spirituelle Phänomene auf ganz neue Weise miteinander verknüpft werden können. So zeigt der Autor durch neue schockierende Erkenntnisse das wahre Ausmaß der Versklavung in der Matrix auf.

Hardcover, ca. 195 Seiten
· ISBN 978-3-937987-60-6 · Euro 19,95 (D) · Euro 20,50 (A) · 31,30(CHF)

Bestellen im Internet: www.magazin2000plus.de

Josef Georg

Physikalische und mentale Radiästhesie

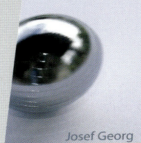

Hardcover, 385 Seiten
Euro D 25,-, A 25,70,-;
CHF 39.50,-
ISBN: 978- 3-937987-42-2

Zellkern, Chromosomen und DNS, Energie der Tachyonen, das Universum, Zentralsonne, Prophetie und das schwarze Loch, das morphogenetische Feld und seine Gedanken, die hohle Erde, und weitere radiästhetisch, mental erforschte Themen sind Inhalt dieses Buches.

Der Autor berichtet aus radiästhetischer Sicht über die Energie des Atoms und der Quarks, über Energien im physikalischen und mentalen Bereich, über Plus- und Minusenergien gleich Nullenergie, seine neuesten Erkenntnisse, den Biometer nach Bovis und den Biometerveränderungen in der heutigen Zeit.

Man spürt beim Lesen dieses neuen Buches die Lebenserfahrung und vor allem die Erfahrung als erfolgreicher Heilpraktiker, begnadeter Heiler, Radiästhet (Strahlenfühligkeit) und Forscher im physikalischen und mentalen Bereich.
Die außergewöhnlichen Fähigkeiten der Wünschelrutengänger werden in diesem Buch anschaulich beschrieben und dokumentiert.

Die Berufung wurde von diesem Autor zum Beruf gemacht.

Bestellen im Internet: www.magazin2000plus.de

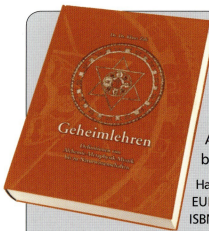

Dr. Dr. Klaus Zak

Geheimlehren

Definitionen von
Alchemie-Metaphysik-Mystik
bis zu Naturwissenschaften

Hardcover, 170 Seiten
EUR 15,00
ISBN 978-3-937987-18-7

Welchen Sinn hat das Leben, wie kann ich meine Ziele verwirklichen, was sind die Aussagen der mystischen Orden und Weisheitslehren dazu?

Wirkliches Wissen wird nur im Geheimen wenigen Eingeweihten weitergegeben.
Alles was auf der materiellen Ebene erscheint, ist im Geistigen bereits vorhanden.

Nach den Gesetzen der Metaphysik und Alchemie führt der Autor als Naturwissenschaftler den Leser zu den Ursprüngen des individuellen Seins und läßt ihn die Hintergründe und Bedeutung der Geheimlehren erfahren.

Bestellen im Internet: www.magazin2000plus.de